中医世家小孩张第十一代传人

妇科调治心得及杂病验案

主　编　张吕夫

副主编　么丽春　张　健　杨文江

孟雪芬　沈艳莉

學苑出版社

图书在版编目（CIP）数据

妇科调治心得及杂病验案 / 张吕夫主编 .
—北京 : 学苑出版社，2015. 2
ISBN 978-7-5077-4717-1

Ⅰ . ①妇… Ⅱ . ①张… Ⅲ . ①中医妇科学—临床医学
—经验—中国—现代 Ⅳ . ① R271.1

中国版本图书馆 CIP 数据核字（2015）第 029738 号

责任编辑：郑泽英
封面设计：陈四雄
出版发行：学苑出版社
社　　址：北京市丰台区南方庄 2 号院 1 号楼
邮政编码：100079
网　　址：www.book001.com
电子邮箱：xueyuanpress@163.com
销售电话：010-67601101（销售部）、67603091（总编室）
经　　销：全国新华书店
印 刷 厂：北京长阳汇文印刷厂
开本尺寸：880mm × 1230mm　1 / 32
印　　张：9.5　插页：4
字　　数：205 千字
版　　次：2015 年 3 月北京第 1 版
印　　次：2015 年 3 月北京第 1 次印刷
定　　价：32.00 元

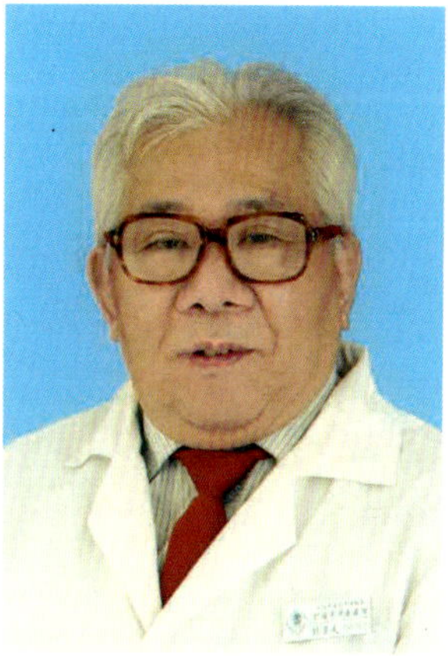

作者介绍

张吕夫，1938年出生，男，中医副主任医师，**中医世家小孩张第十一代传人**，从医50余载，为**北京中医药薪火传承“3+3”张吕夫基层名老中医工作室指导老师**。张吕夫的祖父张镇坤医术神奇，在临榆、山海关一带颇负盛名，有“老小孩张”之誉。其父张宇石在山海关、北京等地也是名闻遐迩，被誉为“小孩张”。张吕夫自幼随父学医，熟读经典，内伤方面秉承李东垣的《脾胃论》，诸病以脾胃为本，杂病方面多秉承朱丹溪和王清任的论述。在近50年的临床实践中，他积累了丰富的临床经验，在诊断上力求精益求精，不草率行事，逐渐形成了独特的认证用药理论体

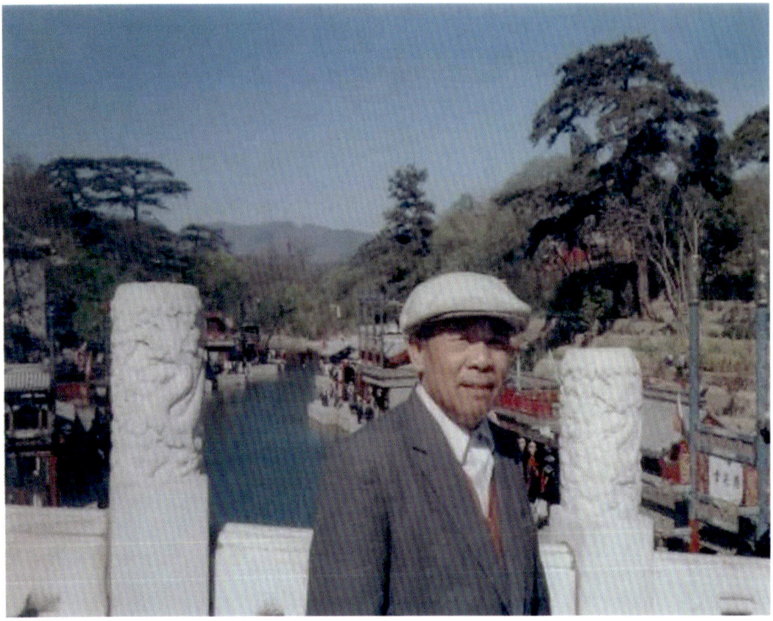

中医世家小孩张第十一代传人张吕夫

系，产生了极好的临床效果。张吕夫著有《妇儿杂病调治》、《疗毒内痈及肿瘤辨证论治》等书，曾为《中华药海》副主编。他提倡的中医药治病之道除了一般的原则之外，还有验（有效）、便（方便）、贱（便宜）的宗旨，擅长治疗儿科、妇科、内科疑难杂病。尤其是小儿科集“小儿张”世家历代经传，力求药少、力严、恰到好处。

吕夫同志

無私者必無畏

自信者多自豪

崔月犁

一九九〇年九月

中医世家小孩张第十一代传人

北京中医药薪火传承“3+3”

张吕夫基层名老中医

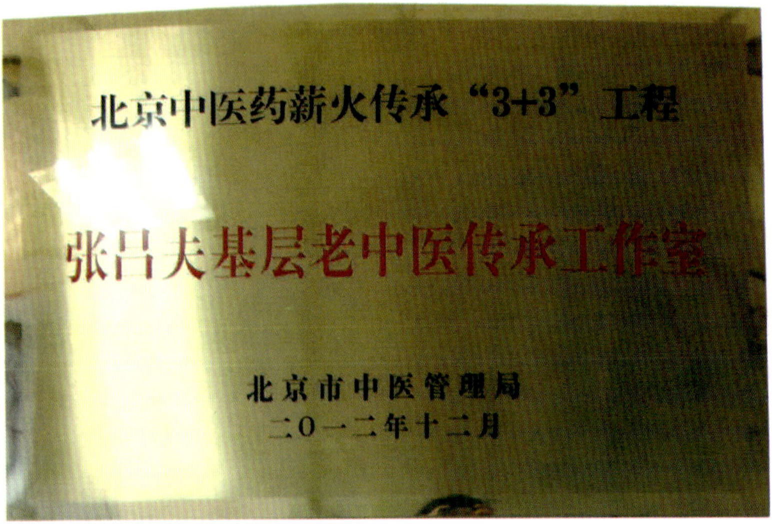

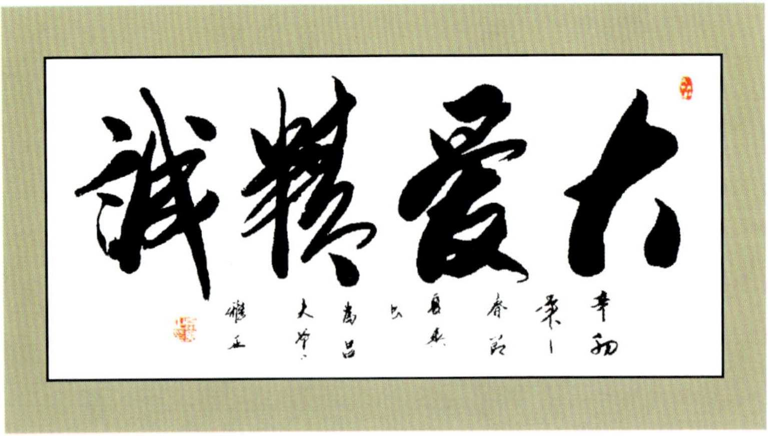

前言

祖国的中医药学是中华民族的文化遗产和宝贵财富。人类在适应自然、防控疾病的过程中，积累了丰富的防病治病经验。随着从古至今物质文化的发展，中医药理论与实践的发展也在不同的历史时期不断完善，中医药经典著作种类日趋繁多，更有一些流散在民间的方术，都值得我们进行整理和收藏。

实践证明，无论是历代名家或名老中医药学家及师承传授，都应着眼于理论的研讨并结合临床实践上的疗效。老前辈们的临床实践或者点滴的经验效果都是经过反复实践，甚则几代人的共同努力得来的，经过在临床实践中得到充实和发展，日臻完善，是古为今用不可多得的临床经验，是指导临床实践的宝贵资源。

保障疗效是中医药发展的根本。无论是常见病、多发病及疑难病，疗效将决定中医药的生存和发展。只要能够保障良好的疗效就能有生存和发展的空间，就有生存和发展的条件。因此，汲取前人的经验是非常必要的，在妇人疾病的诊治上亦是如此。

中医认为百病皆生于气，感怒气逆伤肝，妇女如果能调节情志活动就可以减少疾病的发生，在生理病理变化方面，妇女以血为本。而依据病理变化上气病则血病，女二七“天癸至，月事以时下”。而女性直至七七四十九更年期的几十年。在发病上多以经带胎产后的杂病为主。近年来不孕的病例很多，也常见胎停者，或先兆流产者，在治疗上，通过中医辨证治疗都有很好的疗效。探本求源，把关注妇女的多发病、常见病的治疗提高到新的水平，是我们所有中医工作者的努力目标。近年来，妇女病以妇科炎症居多。治疗上有时反复性很大，痛苦很大，极度难忍，应当引起我们的关注，努力提高防治的疗效。

新篇《妇科调治心得及杂病验案》经过大家共同努力得以出版，是在《妇儿杂病调治》基础上单独对妇女疾病的临床诊治进行了归纳总结。除妇女多发病、常见病，主要选编经带胎产中的疑难病例，如子宫肌瘤、囊肿、乳腺增生、结节，也不乏有些疑难病及肿瘤，并加入杂病验案病例皆是我们治疗的效果总结。

医务工作本身以救死扶伤为核心，大医精诚是我们中医人思想和行为的目标。我们在平凡的工作中勤求古训，博采众长，希望通过努力能时刻关爱患者、关爱儿童及母亲的健康。

张吕夫

2014 年 5 月 2 日

目录

第一章　妇科调治心得

第二章　杂病调治心得

第一章

妇科调治心得

一、气、血、津液与妇科病的关系

1 气的生成及功能

人的生命活动，一者赖之于气。因气是人生命活动的物质基础。《素问·保命全形论》曰：“人以天地之气生，天地合气命之曰人。”说明气是构成人体的基本物质，人依靠天地之气生长滋养而生存。故曰：真气者禀受于天。

二者：水谷之气。人依靠水谷精微之气的充养。主要表现为脏腑之气和经脉之气的正常功能活动来推动和维持的。所以《素问·六节藏象论》又曰：“气合而生，津液相成，神乃自生。”

气的生成：

凡先天之气，藏之于肾与后天水谷之气并而充身。而人体不同部位的气，都来源于肾中的精气作用下。然水谷之气与人体呼吸的精气为源泉。故气的生成多少与本身的先天之精气是否充盛有内在的联系。这种联系又表现为：饮食物摄入的多少、脾胃受纳、运化功能的盛衰有直接和密切的关系。如《灵枢·五味》曰：“谷不入，半日则气衰”。说明气在生成过程中，依靠胃的受纳和脾的运化为依据，食物的消化，水液的代谢，皆依靠肺、脾、肾三脏的共同作用下完成的。故气的生成，依靠三脏的升降，出入功能协调，否则气的生化就会导致不足。

在气的功能活动方面，气为人体的本源，《难经》指出：“气者人之根本也。”布散在人体不同部位的气，有着不同的功能和作用。并表现为：推动作用：人体的生长发育，脏腑间经络的正常生理功能活动；血液的循环运行，津液的输布，皆依靠气的推动。以血为例，气行血随，气滞血瘀。气虚时，则推动血液的运行作用降低或减退，导致人的生长发育下降和迟缓。脏腑的功能活动就会形成失调和紊乱。进而形成某些病变，或“气病则血病。”脏腑功能失调，水湿不化及水湿停蓄的病理变化。

气的温煦作用，人体依靠阳气的温煦作用，才能保持正常的体温，这是以气的调节功能为基础的。《难经》曰：“气之煦之。”气的温煦功能失常，就会失去正常的调节作用，在病理变化上不仅可出现畏寒，怕冷或阳气不达四肢，而出现四肢厥冷的病理变化，同时表现脏腑功能的失调。如心阳虚衰，脾虚或肾阳不足的病理变化，妇女由于脾阳虚或肾阳虚或脾肾阳虚而产生闭经和月经失调的病理变化。

气虚血不足，脾阳虚，失于运化则气血生化不足，均可导致血虚或贫血等病变。

气的卫外防御作用，《素问·热病》曰：“正气存内、邪不可干，邪之所腠，其气必虚”。人体卫外能力的强弱，抵抗力的盛衰，皆取决于气的卫外功能，故阳气旺盛则卫外功能密固，可抵御外邪的干扰，故不为外邪所犯。凡气虚或血虚之人容易感冒。妇人经期，产后多气虚或血不足而易患疾病。

气的固摄作用：可使血液循经而行，不使血液离开脉道外溢，造成出血和失血，又具有调节体液的正常代谢作用。如汗液的排泄、水液代谢的正常输布。尿液的排泄依膀胱的气化作用而节制有度。若气化固摄失常，可导致血瘀或出血，亦可导致小便气化失利而产生水湿停蓄或水肿等多种病理变化。

气化作用的另一方面，则表现为，精气、津血的互生的关系。《素问·阴阳应象大论》曰：“气化则精生，味和则形长”。指出人体的精神和物质的变化上，精气与形神相互化生。尤其表现在妇女的经、带、胎、产上的生理和病理变化方面。

气的分类：

【元气】指人的真元之气。经曰：“元气者禀受于先天与后天谷气并而充身。”元气的运行使人体维持正常的生命活动。而身体各部组织器官都必须得到元气的充养，才能发挥其各自的功能活动。如元气旺盛，则生理机能活动正常，人则身健而少病。人之有病多因先天禀赋不足或兼后天失调所致。

【宗气】是由肺吸入的清气与脾胃运化生成的水谷之精气结

合而成，形成于肺，聚之于胸中。故《灵枢》曰：“宗气者，积于胸中，出于喉咙，以贯心脉，而行呼吸焉。”阐明了宗气形成和所在的部位。指出宗气在人体内的主要功能在心和肺，推动心血的运行和肺的呼吸作用。此外，宗气的“动气”作用，还表现为，人的视觉、听觉、语言等各种功能活动上，均以宗气为动的生理功能活动，如经曰：“目得血而能视，耳得血而能听，等等。”

【营气】中医谓之：“营行脉中，卫行脉外”。营气是血液的组成部分。营气是脾胃所化生之精微，为水谷之气中比较富于营养的物质。注入血管之中而随血液运行周身，发挥营养四肢百骸的作用。《素问·痹论》曰：“营者，水谷之精气也，和调于五脏，洒陈于六腑也”。由于营气和血液有密切的内在联系，与血液共行脉中，不可分离，而称为营血。

【卫气】卫气亦为水谷之气化生，为人体卫外阳气的组成部分。亦称之为“卫阳”，它的性质彪悍，滑利，行动迅速，活动力强。《素问·痹论》曰：“卫者水谷之悍气也。”卫气运行经脉之外，凡外则肌肤、腠理、脑、脏腑及全身各部皆有卫气的运行和存在，还有司汗孔的开合，调节人的体温温蕴脏腑，润泽皮毛等功能。为人体的卫外之气。若卫外之气不能密固，人体则会导致外邪的侵袭。经曰：“邪之所腠，其气必盎”。是也。

气的运行：

生命在于运动，人以气为动力，表现在气的“升降出入”。故《素问·六微旨大论》曰："升降出入，无器不有。"而"升降出入"不仅是气的表现形式而且人体各部器官，均以气为用，发挥正常的生理功能活动。《素问·六微旨大论》又曰："非出入则无以生长壮老已"，"非升降则无以生长化收藏"。故气的运行以维持脏腑及人体的协调和生长为根基，若气失去了升降出入的功能活动。则意味着人的生命活动终止。

肺司呼吸，主宣发肃降，吸清气于自然界，呼出体内的浊气，进行气体的交换，为气体的基本升降出入运动形式。

肝主疏泄，性喜条达，肝者主筋，而舒展和调节全身的气机，使人体的运动功能发挥正常，反之则为病。源于气机失于调畅。

肝气主升，肺气主降，升降出入有序，则气机调畅，反之当升不升，当降不降，气机为之逆乱则病。

肾主水，司气化。心主火，心火下降，肾水升腾，水升火降则无病。故"肾水上济于心，而使心火不亢，心火下交于肾而使肾水不寒"，谓之"水火相济"身体无病。如气的运行阻滞或逆乱或升降失调，出入不利，便要影响机体的协调统一，而发生各种病变。

肺主呼气，肾主纳气，经曰："肺为水之上源……通调水道，下输膀胱……完成人体水液的代谢，通调和肃降。肺为气之主，肾为气之本，两脏均可促进脾运于一身之气。

脾升胃降，两脏胃主受纳，腐熟。脾主运化输布，为升降出入，若脾失升，胃失降，可导致胃失和降，或为呃逆，或为脾气下陷，脾虚泻泄，脘腹胀满，妇女可导致月经紊乱等病理变化。

综上可概括升降出入失司，可导致气虚，气滞，气逆和气陷的病变。

【气虚】

病因为妇人产后或久病体虚。脏气虚弱所致。肾为气之根，则元气不足，脏腑功能下降。

证见：头晕目眩，少气懒言，疲倦无力，自汗，多梦。

治则：益气为法。

方选：四君子汤为治。

方组：人参 3g，白术 10g，茯苓 10g，甘草 6g 等。

心气虚：病因多由久病体虚，热病伤阳耗气，慢性疾病累及心阴，体虚或素禀不足。

证见：心悸气短，神疲肢倦，自汗，失眠多梦，面色晄白，气怯，舌质淡苔白，脉结代。

治则：养心益气为法。

方选：柏子养心汤加减。

方组：黄芪 20g，人参 6g，炙草 6g，茯苓 15g，当归 10g，川芎 6g，柏子仁 10g，远志 6g，五味子 6g，半夏曲 6g，酸枣仁 10g。

凡证偏于心阳虚加肉桂、附子各 3g。

心阴虚，病因多因素体阴虚，或久病，热病伤及气阴所致。

证见：头晕，口干，心悸，气短，失眠多梦或心悸烦躁，尿赤便干，脉沉细无力，舌质红少津。

治则：补益气阴为法。

方选：生脉饮加味。

方组：党参15g，麦冬10g，五味子6g，丹参15g。

肺气虚：病因为久嗽或喘咳，伤及肺气，或源于肺本宗气不足所致。

证见：呼吸气促，咳喘气短无力，声怯，恶寒，面色㿠白，或兼见自汗，舌质淡，脉虚弱无力。

治则：补益肺气为法。

方选：补肺汤为治。

方组：人参6g，黄芪9g，五味子6g，紫菀10g，桑皮10g，熟地10g。

脾胃气虚病因为饮食失调，劳倦，忧思损伤脾胃，吐泻太过，或脾胃素虚所致。

证见：食少纳呆，食后脘腹胀满，大便溏薄，少气懒言，体怠肢倦，面黄消瘦无华，舌淡，苔白，脉缓无力。

治则：益气健脾为法。

方选：加味香砂六君子汤。

方组：人参6g，白术10g，茯苓10g，炙草6g，半夏10g，陈皮10g，扁豆10g，山药6g，生姜3片，大枣5枚。

脾阳虚：病因为素体阳虚，或因脾胃气虚，嗜食生冷寒物，久则伤及脾阳，阳虚则寒，又称脾虚寒症。

证见：食纳大减，腹胀，脘腹隐痛，喜按欲温，口淡不渴，四肢不温，大便稀薄，或兼见肢体沉重或浮肿，小便不利，妇人多见下寒或白带清稀，舌淡，苫白骨、脉沉迟。

治则：温阳健脾为法。

方选：加味理中汤。

方组：人参 6g，白术 10g，干姜 10g，炙草 6g，扁豆 10g，砂仁 6g，桂枝 6g。

若脾虚水湿停蓄兼浮肿者，当服实脾饮为治。

方组：厚朴 10g，白术 10g，木瓜 10g，木香 6g，草果 6g，槟榔 10g，附子 6g，干姜 6g，茯苓 10g，炙草 6g，生姜 3 片，大枣 5 枚。

肾阴虚：因为久病或素体阳虚，房劳过度，损耗元气所致。

证见：面色皖白，形寒肢冷，精神不振，腰膝酸痛乏力，男子阳萎，妇女宫寒，或经期紊乱或久不孕，舌淡，苔白，脉沉迟或微无力。

治则：温补肾阳为法。

方选：右归饮为治。

方组：熟地 10g，山药 10g，山萸肉 10g，杞果 10g，炙草 10g，肉桂 6g，附子 6g，杜仲 10g。

心肾阳虚：多因久病不愈或劳倦内伤，以致心肾阳虚。

证见：形寒肢冷，心悸怔忡，健忘失眠，尿少，浮肿，唇甲青紫，舌质青紫暗滞，苔白滑，脉沉虚无力。

治则：温补心肾，化瘀行水为法。

方选：真武汤合保元汤为治。

方组：茯苓15g，白术10g，附子6g，白芍10g，干姜6g，黄芪10g，人参6g，肉桂6g，生甘草6g。

肺肾气虚：多因久病咳喘，过劳倦内伤肺肾两脏之气所敦。

证见：呼吸气急气短，语声低沉，气虚无力，自汗遗尿，腰膝酸楚疼痛，舌质淡，脉沉细无力。

治则：以补肾纳气为法。

方选：人参胡桃汤合补肺汤。

方组：人参6g，胡桃肉10g，生姜3片，五味子6g，黄芪10g，熟地10g，紫苑10g，桑皮10g。

脾肾阳虚：为凡久病耗气，伤阳，或湿邪久踞或脾肾虚而久泻，以致肾阳虚而不能温蕴脾阳所致，又因脾阳不足，久虚则不能温养肾阳，进而导致脾肾阳俱虚。

证见：面色皖白，形寒肢冷，腰背畏寒，少腹冷痛，下利清谷，或兼见五更泻泄，头面及四肢浮肿，小便不利，重则腹胀满为水臌，舌质淡，苔白滑，脉沉虚无力。

治则：温补脾肾，化湿利尿消肿为法。

方选：实脾饮为治。

方组：厚朴 10g，白术 10g，木瓜 10g，木香 6g，草果仁 6g，槟榔 10g，附子 6g，干姜 6g，茯苓 10g，炙草 6g，生姜 3 片，大枣 5 枚。

若本证表现脾肾阳虚而腹痛泻泄者，可佐加附子理中丸和四神丸两方佐以裁化为法。

【气滞】

病因：凡七情为病，情志不舒，饮食失调，或感受外邪，而使气机不畅，导致肝胃不和，肝脾失调的气郁和气滞。

证见：胸闷腹胀，两胁作痛，痛位或左或右或上或下，多为串痛，大便不畅，小便色黄，舌质红，苔黄，脉沉弦或数。

治则：以平肝和胃，行气为法。

方选：木香顺气汤为治。

方组：木香 10g，草蔻 10g，益智仁 10g，苍术 10g，厚朴 10g，青皮 10g，陈皮 10g，法半夏 10g，吴萸 6g，干姜 3g，茯苓 10g，泽泻 10g，升麻 6g，柴胡 10g，当归 10g。

脾胃气滞：病因为饮食失节，暴饮暴食，食滞不化，宿滞胃脘，气机受阻，脾运失职。

证见：脘腹胀痛，厌食纳差，嗳气呕吐酸水或呃逆，大便不调，舌质淡红，舌苔黄腻，脉多见滑数。

治则：消导化滞，和胃为法，

方选：保和丸加味为治。

方组：陈皮 10g，半夏 10g，焦三仙 30g，茯苓 10g，焦榔

10g，连翘 10g，莱服子 10g，枳实 10g，厚朴 10g，内金 30g，佛手 10g，香附 10g。

肝郁气：多因情志郁结，怒气伤肝或他种因素导致肝失疏泄条达所致。

证见：纳呆，精神抑郁，胸脘胀满，性急易怒，少腹痛，妇女多表现为痛经，经期紊乱或乳房胀痛。舌质淡红，舌苔黄。脉弦或数迟。

治则：舒肝理气导滞为法。

方选：柴胡舒肝汤加减为治。

方组：柴胡 10g，陈皮 10g，枳壳 10g，厚朴 10g，香附 10g，乌药 10g，白芍 10g，川芎 10g，竹茹 10g，甘草 6g。

梅核气：多由肝郁气滞，气郁痰凝咽部，痰气郁滞不除，梗阻咽部所致。因妇人多气滞，故患此病最多。

证见：咽中如有物，状如梅核，咳之不出，咽之不下；兼见胸脘痞闷，气结不畅，或痰涎壅盛，上气喘急，呕逆恶心，烦躁不安，大便不畅，小便色黄，舌红苔黄，脉弦数。

治则：开郁顺气，利膈化痰清肺为主。

方选：半夏厚朴汤加减为治。

方组：半夏 10g，厚朴 10g，茯苓 10g，生姜 3 片，苏叶 6g，射干 6g，牛蒡子 10g，桔梗 10g，元参 10g，生甘草 6g，降香 10g。

妇科癥瘕：病因为病癥瘕者，源于气滞血瘀，发于情志抑郁，饮食劳倦等使肝脾受损，或经期郁怒伤肝，气滞血瘀，留滞不去作癥。

证见：凡妇人腹中积聚痞块，按之有形，且坚硬不移，隐痛或按之痛剧，而痛有定处者为癥，癥在脏属阴，又凡痞块时聚时散无常处，推之移动不定，且痛无定处为瘕，瘕在腹主阳。病位多在脐下或脐部周围多见。

治则：活血化瘀，软坚散结，消癥为法。

方选：癥瘕汤加减为治。

方组：昆布10g，海藻10g，山慈菇10g，海蛤粉10g，炙鳖甲10g，赤芍10g，乳香6g，炙没药6g，白芷6g，车前子10g，木香6g，桃仁10g，红花10g，夏枯草10g，皂刺6g。

瘿瘤：病因为妇人情志抑郁，或血虚有痰或气郁湿热生痰，痰气郁结，郁于患处而发病。

证见：多发于颈部，虽皮色正常，但皮下多见大小不等的肿物，按之柔软无痛，随病情及情志变化，怒则增大，喜则减缓。

治则：理气解郁，化痰软坚为法。

方选：海藻玉壶汤加味为治。

方组：昆布10g，海藻10g，夏枯草20g，半夏10g，连翘10g，浙贝母10g，青皮10g，陈皮10g，当归10g，川芎6g，独活6g，海螵蛸10g，合欢皮10g。

【气逆】

病因：由于气机的升降失常，气上逆不顺。多指肺胃之气上逆以及肝升太过，所致的气火上逆。

证见：肺气上逆可见咳嗽喘息，胃气上逆可见呃逆，嗳气，恶心呕吐；肝气升发太过，则见头痛、眩晕、昏厥等。

治则：降气镇逆。

方选：苏子降气汤和旋覆代赭汤为治。

方组：旋覆花10g，代赭石10g，厚朴10g，半夏10g，当归10g，陈皮10g，前胡10g，沉香3g，生甘草6g，生姜3片，大枣5枚。

肺气上逆：凡外感风寒或风热，邪气犯肺，以致肺的宣发肃降失常，则喘息气上逆，或久嗽的病人肺的宗气不足，而失于肃降皆可导致肺气上逆。

症见：咽干，咳嗽多痰，气促，胸膈逆满，食纳减少，精神疲困，体怠无力，舌质淡，苔黄，脉多弦而数。

治则：降气止逆为法。

方选：苏子降气汤。

方组：炒苏子10g，半夏10g，甘草10g，前胡10g，桔仁10g，厚朴10g，当归10g，生姜3片，大枣5枚，沉香3g(冲服)。

胃气上逆：由于饮食不节或过饥过饱，食伤脾胃，或胃气虚弱，欲食而不消或胃气失于和降所致。

证见：脘腹胀满，嗳气不止，呕吐反胃，纳减，舌苔黄厚腻，脉见弦缓。

治则：降气止逆，和胃为法。

方选：旋覆代赭石汤加味为治。

方组：旋覆花10g，代赭石20g，人参6g，半夏10g，炙草

10g，陈皮 10g，茯苓 10g，苏梗 10g，生姜 5 片，大枣 5 枚。

肝气上逆：凡气怒者皆可伤肝，肝失疏泄条达，则气逆上攻所致。然气郁皆可化火。

证见: 头痛眩晕,时则昏厥,口苦咽干,胸中烦闷或呃逆,纳差,尿赤，大便秘结，舌苔黄质红，脉多弦实。

治则：清肝热，泻肝火为法。

方选：龙胆泻肝汤加减。

方组：龙胆草 10g，山栀子 10g，黄芩 10g，当归 10g，木通 6g，柴胡 10g，生地 10g，泽泻 10g，车前子 10g，甘草 6g，香附 10g，降香 10g。

【气陷】

病因: 多因病久气血耗散，导致气虚下陷。由于气的功能下陷，无力升举，则浊阴之气不能下降，中气下陷，腹部坠胀，内脏下垂，脱肛，胃下垂，子宫下垂等症尤为多见。

证见：头晕目眩，心悸气短少气，肢体倦怠无力，胃纳差，腹部有坠胀感，或内脏下垂，或症状明显如脱肛或子宫下垂，大便不调，小便清长，舌质淡，苔白，脉沉细无力或虚。

治则：补益中气，升阳益胃为法。

方选：补中益气汤为治。

方组：人参 6g，白术 10g，黄芪 10g，升麻 6g，柴胡 6g，陈皮 10g，甘草 6g，生姜 3 片，大枣 5 枚。

2 血的生成、功能及病变证治

血的生成：

中医认为脾为后天之本，气血生化之源。《灵枢·营卫生成》曰："中焦受气取汁变化面赤，是谓血"。说明血来源于水谷的精气，通过脾胃的生化输布，注之于脉，化生为血。《灵枢·邪客》曰："营气者，泌别津液，注于脉中，化以为血。"说明了营气是血液的重要组成部分。对于血液的生成是不可缺少的内在条件。

又指出："精血互生，血可化为精，精亦可化生为血。""气不耗，归精于肾，而为精。精不泄，归精于肝，肝而化精血。"故血的生成是以水谷所化生的精微物质加上营气的作用和先天的精髓作为物质基础，通过肝脾胃肺心肾的共同作用来完成这种微妙的生化机能。

血的功能：

血液循行周身，内则五脏六腑，外则四肢百骸，润养筋骨及全身各部组织器官。故《难经·二十二难》曰："血之濡之。"血的濡养和滋润作用，使机体发挥着全部的协调的生理功能活动。更表现为，人的视觉和四肢的运动等多方面。《素问·五脏生成论》曰："目得血，而能视。足得血而能步，掌得血而能握。指得血，而能摄。”若得不到血液的濡养，这些功能就会丧失。

又《灵枢·本脏》曰“血和则筋骨劲强，关节清利矣”。血不仅是人的精神动力，同时也是人的神志活动的物质基础，人的神明，人的精神和思维皆为神之变。故曰“神”为血气之性。人的气血充盈，才能精神及精力充沛，反之精神的表现为不足。

故《素问·八正神明论》曰“血气者，人之神。”又：《灵枢·平人绝谷》曰：“血脉和利，精神乃居。”故血与人的神志活动关系密切。凡病者，得神者昌，失神者亡。在病理的变化上，又体现血的病变居多，如血虚、血瘀、血热、出血等病变过程中无不累及气和神志方面的病变。

血液循行于脉道之中，流布全身，周而复始，是五脏六腑作用的结果，也是促成脏腑功能活动的本源。

心者主血脉，在气和心阳的作用下推动血液的运行，然“肺朝百脉”，在肺的杀气作用下，使血液布散于内脏及四肢百骸，故曰心主血脉，肺者主气。保持血液的正常循行的另一方面，又赖之于脾气的统摄作用，故曰脾统血，肝藏血，血在肝脾的作用下，藏、统于疏泄之中，是调节血量的输入正常功能。故《素问·五藏生成》曰：“故人卧血归于肝。”故在血液周而复始的运行中，均赖于五脏的密切配合和共同的作用来维持的。任何一脏功能失常，均可导致他脏功能失常而产生病理方面的变化，如血的证见：血瘀，血热·血寒，心血虚，肺阴虚，脾虚失统可兼胃阴不足，肝血不足，肾阴不足，肺肾两虚，衄血，便血和诸失血的见证。然妇人以血为本，因此又集中表现在妇科方面的，经病，带病，胎病，产病的杂病方面的见证。

【血虚】

病因：凡血虚，皆因气血生化不足，又由于七情内伤，饮食劳倦，又凡失血的病症及慢性久病耗血，伤阴，劫液均可导致血虚的病变。

证见：头晕、心悸、失眠、面色苍白或萎黄、手足发麻、唇白、舌质淡，苔白脉虚弱无力。妇人则血虚失眠、月经不调。

治则：益气养血为法。

方选；八珍汤为治。

方组：当归 10g，川芎 10g，白芍 10g，熟地 10g，人参 6g，白术 10g，茯苓 10g，生甘草 6g。

历来皆以四物汤为补血之用，然气血互生，血不足者气必虚，故临床治疗上可气血双补，而亦可考虑病人的脾胃状况，在气血不足时，依气血生化之源于脾胃，应重视调补后天的本源，是促进血生气亦壮的根本所在。

【血瘀】

病因：血瘀的成因为离开经脉的血液，瘀滞于某一处，形成血瘀。又循行之血受气机的影响产生阻滞，或积于经脉或脏腑器官，形成血瘀的病变。凡瘀血阻滞，瘀血不去，则新血不生，而形成病理变化上的多种血瘀的病变。

治则：活血化瘀为法。

由于形成血瘀的因素不同，在变化上又有，因气虚而血瘀，血虚血瘀，有寒客血脉，血热相搏等，故作分类一述。

气虚血瘀病因凡气虚之人则血运无力，故形成血行无力致血瘀的病理变化。

证见：头晕心悸，身倦无力，气短或少气，易汗或自汗，四肢疼痛，手足常麻木不仁，舌质暗或兼见舌上瘀斑，脉多芤而无力。

治则：补气活血，化瘀为法。

方选：补阳还武汤加味为治。

方组：归尾 15g，赤芍 10g，川芎 10g，桃仁 10g，红花 10g，地龙肉 10g，黄芪 100g，丹参 15g。

血虚血瘀：凡血虚的病人，血瘀阻滞，可形成出血的证见，瘀血不去，则新血不生，又可导致血虚。三者既有区别，又有联系。而血瘀为离经之血所致的各种出血。根据瘀血积滞部位的不同，而证见各异。

证见：头晕目眩，心悸失眠，肢体倦怠乏力，舌质淡常有瘀斑明显可见。脉细涩或无力。

治则：养血活血为法。

方选：桃红四物汤为治。

方组：川芎10g，当归10g，熟地10g，白芍10g，桃仁10g，红花10g。

寒客血脉：病因本源于寒客所致，若感受寒邪，阳气虚而被阴遏，寒客血脉，则可导致血液凝涩不行的血寒见证。

证见：头晕神疲，形寒肢冷，恶寒畏冷，疼痛，喜暖而痛减，再淡而暗，脉主沉迟或涩。

清则：温经散寒，活血为法。

方选：①当归四物汤或②大温经汤。

方组：①当归15g，桂枝10g，白芍10g，细辛2g，木通6g，炙草6g，大枣5枚。

②吴萸10g，当归10g，川芎10g，白芍10g，人参6g，炙草10g，桂枝10g，丹皮10g，半夏10g，麦冬10g，阿胶10g，生姜5片。

血热搏结：外感六淫之邪，内伤七情，以致脏腑功能失调，或为瘀血阻滞，郁而化热，皆可导致血热搏结的病变。

证见：头痛，腰痛，骨节疼痛，发热，口干喜冷，烦躁畏热，或兼见出血，或腹部硬满，兼见肿块，舌质暗红，脉数。

治则：泻热破瘀，散结为治。

方选：桃红承气汤为治。

方组：桃仁15g，大黄6g，桂枝10g，甘草6g，芒硝10g（分冲服）。

若血热互结于胃肠，瘀血可于大便中排出，大便干或大便色黑者，里有热也，故脉多见沉细，多见于肠痈，脓未成之际。

治则：清肠，逐瘀，泻热为法。

方选：大黄牡丹皮汤为治。

方组：大黄10g，丹皮10g，桃仁10g，冬瓜仁30g（研），芒硝10g(冲服)。

若热与血结，则热入血室，其血必结。

证见下腹部或胸胁硬满，往来寒热，状如疟，入夜则发谵语，舌质红，脉弦数。

治则：和解选邪，泻下热结为法。

方选：大柴胡汤为治。

方组：柴胡10g，半夏10g，黄芩10g，生姜5片，大枣5枚，枳实10g，芍药10g，大黄6g。

血热搏结，热灼血枯。

证见：骨蒸劳热，五心烦热，肌肤甲错，皮肤脱落白屑，妇女则发为闭经，午后低烧，舌质红，脉弦长或实大居多。为阴虚血不足所致。

治则：除骨蒸劳热，化瘀生新为法。

方选：血府逐瘀汤为治。

方组：赤芍10g，桃仁10g，当归10g，生地10g，红花10g，甘草6g，枳壳10g，柴胡10g，川芎10g，桔梗10g，牛膝10g。

血热：凡本病多因情志内伤，或过食辛辣燥热之品，加之膏粱厚味或荤腥，动风生热，及外感风寒风热，热邪留滞，又下素阴血不足，阴虚而生内热等。均可形成血热的病理变化。

证见：心悸，烦躁，发狂，口干不欲饮，身热，尤以夜间为甚。又可兼见吐血、衄血、发斑的症状，舌质鲜红，脉弦而数。

治则：清热凉血为法。

方选：清营汤加减为治。

方组：犀角 3g，生地 15g，元参 15g，竹叶 10g，双花 15g，连翘 10g，黄连 6g，丹参 15g，寸冬 10g，栀子 10g。

鼻衄：病因为火邪炽盛，火迫血错经妄行导致鼻衄。

证见:鼻干燥而衄血,口干,咳呛痰少或兼有身热,舌质红,脉数。

治则：清热、滋阴、凉血为法。

方选：三黄汤加味为治。（三黄汤）

方组：大黄 10g，黄连 10g，黄芩 10g，栀子 10g，侧柏炭 10g，当归身 15g，白茅根 15g，旱莲草 15g，藕节 10g，阿胶 10g。

齿衄：阳明热炽，火灼胃阴，故口渴，阳明上交鼻额循其络，内热薰蒸，以致口臭齿肿，若络破而血出，以致齿衄。

证见：齿龈肿痛，出血血色鲜红，头痛口臭，大便秘结，小便色黄，舌苔黄，脉洪数。

治则：清胃泻火，凉血为法。

方选：清胃散合玉女煎合裁为治。

方组：生地 10g，犀角 3g，丹皮 10g，连翘 10g，黄连 6g，当归 10g，甘草 6g，元参 10g，生石膏 15g，茅根 15g，知母 6g，

黄芩 10g。

叶血：凡吐血一证，皆发于胃。且往往由他脏病患，导致胃络受伤。凡郁怒，饮食劳倦，胃中积热，阴虚火旺，胃失和降，上逆而导致吐血。

证见：脘腹胀闷或疼痛，吐血鲜红或紫暗，大便秘结成大便色黑，舌质红，舌苔黄腻，脉多滑数。

治则：滋阴降火，凉血止血为法。

方选：清火滋阴汤加味为治。

方组：天冬 10g，麦冬 10g，生地 10g，丹皮 10g，赤芍 10g，栀子 10g，黄连 10g，山药 10g，山萸肉 10g，泽泻 10g，升麻 6g，生石膏 30g。

尿血：尿血多为相火妄动，凡肾阴不足，心火则亢，若心火移热于小肠，灼伤脉络，则血尿鲜红，又脾肾两虚，脾虚失统，肾虚则不能固摄所致。

主症：小便短赤或频数带血，心炳，U 千苦，腰膝无力或酸痛，头晕耳鸣，舌质红，脉虚数。

治则：清热养明，凉血止血为法。

方选：导赤小蓟饮子为治。

方组：生地 10g，木通 10g，黄芩 10g，栀子 10g，藕节 15g，小蓟 10g，通草 6g，当归 10g，蒲黄炭 10g，竹叶 6g，生甘草 6g，滑石 10g。

气和血的辨证论治：

气和血为人体的重要组成物质。中医认为：气为阳，血为阴，阴阳互根，相互依存，气为血帅，血为气母，故气行血亦行，气滞血亦滞，气脱血亦脱。血液能循行脉中，周流不息，全依赖于气的推动、温煦，防御，固摄和气化的作用。人体的生长发育，各脏腑、经络的生理功能活动，血的运行，津液的输布都要靠气的激发和推动。故曰气能摄血，气又可以促进血液的化生，中医把这种新陈代谢作用称为气能生血。病理上某些大出血的疾患，必然导致气血两虚，故在生理上气血相依，病理表现又往往以血病则气病而相随，又如病理变化上，常有气滞和血瘀的证见。可立论谓，气无滞而血无瘀，反之血瘀则源于气滞，血瘀在病理变化上又使气机的失调加重血瘀的病变。又凡气虚的失血证，病理变化上气随血脱，故气为之更虚。

气滞血瘀：气滞可由痰湿内阻，瘀血凝滞，食积停留，或寒邪凝聚以及情绪抑郁所致。血瘀指体内血液瘀滞不行，或因跌仆损伤或为瘀热内结，或为寒凝气滞所致。凡离经之血留而成藏。

证见：凡气滞血瘀，多见心悸烦躁，胸胁胀满，或两胁胀痛，或形成痞块作痛，多为拒按。尿赤，大便不畅，口苦咽干等，舌质紫暗，兼见瘀斑，脉多弦滑或实。

治则：行气活血解郁为法。

方选：加味逍遥散为加味治。

方组：柴胡10g，白芍10g，白术10g，茯苓15g，当归15g，丹皮10g，三棱10g，莪术10g，栀子10g，生甘草6g，合欢皮15g，生姜3g，薄荷6g。

气血两虚：病因多因素体气血生化不足，或为久病之人，气血耗散，又凡失血证，失血过多，气随血耗所致。

证见：精神疲倦，面色苍白或萎黄，少气懒言，心悸气短，自汗畏寒或夜寐不安，烦躁，盗汗，舌质淡，边缘有明显齿痕，脉多沉虚或沉细无力。

治则：养血益气为法。

方选：八珍汤为治。

方组：人参6g，白术10g，茯苓10g，炙甘草6g，川芎6g，当归15g，生地10g，白芍10g。

气虚失血：病因多指中气不足或元气虚衰的病理变化。气虚则统摄无权，引起气虚下陷，或肝失藏血，脾失统血，导致血溢于脉外，妇女则更多的表现为崩漏的病变。

证见：神疲，心悸气短，体倦无力或腰痛，失眠多梦，健忘，月经不调或淋沥不尽。舌质淡，脉沉细无力。

治则：补气摄血，引血归经为法。

方选：归脾汤为治。

方组：白术15g，茯苓15g，黄芪20g，龙眼肉10g，炒枣仁15g，人参6g，木香5g，炙甘草5g，归身15g，远志10g，生姜3片，大枣 5 枚。

气随血脱指大量出血后，气无所附，而引起虚脱的病理变化，除外伤所致外，临床分析，多见于妇女的崩漏，或产后大出血，为失血过多所致。

证见：面色㿠白，精神疲倦，四肢厥冷，多汗或大汗淋沥，或晕厥不省人事，舌质淡，脉微欲绝，或虚芤之象。

治则：补气固脱为法。

方选：独参汤或参附汤为治。

方组：人参 15g。

参附汤：人参 10g，附子 10g，生姜 3 片，大枣 5 枚。

3 津液的生成及功能

津液指人体中的液体，是津和液的总称为津液。均为饮食水谷的精微所化生。包括唾液、胃液、肠液、泪、涕、汗、尿及关节内的液体。《内经》曰“饮入于胃，游益精气，上输于脾，脾气散精，上归于肺，通调水道，下输膀胱，水精四布，五行并行。”对津液的生成和输布概括，为脾的转输，肺的宣发肃降，以通调水道。而肾主气化，以升清降浊，通输水道。故肾者为水脏主津液。又经云“三焦者，决渎之官，水道出焉”。以三焦为人体水液代谢的通路。

津液亦是血液的组成部分，随卫气而散布，有濡润肌肉，充养皮肤的作用。如《灵枢·决气》曰：“液随精血而滋濡，有滑利关节，补益脑髓，灌濡孔窍等作用。”经曰：“腠理发泄，汗出溱溱是谓津”，又曰：“其清者为津，浊而稠厚者是谓液。”津液为血液的组成部分，随血液运行。以利于气血的运行和通利。津液藏于关节而起到滑利关节的作用，又滋润脑髓。

从津液与五脏的联系看：经曰：“汗者为心液，涕者为肺液，泪者为肝液，口涎者为脾液，而唾液者为肾所主。”此为五液也。故五液者为五脏所化生。

津液病变论治：

凡因久病或热病体内津液大量的耗损，而导致津液亏耗的病变。临床上多见热邪炽盛，灼液伤津，或汗、吐、下后的伤津耗液所致。

证见：咽干、口燥、烦渴、唇焦少津、皮肤干燥、大便秘结、小便短赤、苔干黄、脉细数。

治则：养阴生津液为法。

方选：增液汤加味为治。

方组：生地 20g，麦冬 10g，元参 15g，天花粉 30g，火麻仁 10g，首乌 10g，当归 10g。

水液停聚：凡水湿不化，水湿停聚，多由于肺、脾、肾三脏功能失调，气化失利所致。

病理上中医有四饮，五水的论述。如病痰饮者当以温药和之。然痰、水、饮三者有许多相似之处，病理变化上，有寒痰、热痰、湿痰、风痰的证见。水有风水、皮水、正水、石水、黄汗等的证见。饮有痰饮、悬饮、溢饮、支饮的证见。症因多为阴盛阳虚所致。故在治疗上又多用温药和之。

治痰有四：

寒痰：素体阳虚，复感外寒，脏气不足，气不化津，肺失宣肃，肺津凝聚成痰。寒、痰互结，则为寒痰。

证见：咳或兼喘、恶寒、纳差、体怠、痰白清稀、舌苔白、脉迟。

治则：温肺化痰为法。

方选：二陈汤合三子养亲汤为治。

方组：炒苏子15g，莱服子10个，白芥子6个，陈皮10g，半夏10g，茯苓10g，甘草6g，干姜6g，细辛3g，五味子6g。

热痰：素有痰疾，邪伏于肺，嗜食辛辣，厚味，内热壅盛，聚而不散。痰热互结，则为热痰。

证见：痰色黄而粘浊或黄赤痰结如胶，或咯之难出，舌质红舌苔黄少津，脉滑数。

治则：清肺泻热导痰为法

方选：自拟清热化痰汤。

方组：陈皮10g，杏仁10g，枳实10g，黄芩10g，蒌仁10g，茯苓15g，胆南星10g，桑皮10g，百合10g，竹茹10g。

湿痰：多由肺失宣降，脾失健运，湿痰内生，或外感寒湿，湿邪犯肺，湿脾水湿内停，聚而成痰，为湿痰。

证见：胸痞闷，食纳少，呕恶，痰多稀白肢体困倦，舌苔厚腻，脉濡滑。

治则：燥湿化痰为法。

方选：二陈汤加味为治。

方组：陈皮10g，半夏10g，茯苓20g，生甘草10g，杏仁10g，黄芩10g，桔核10g，滑石10g。

风痰：为感受时邪，风邪郁肺或嗜食生冷油腻，厚味助湿生痰所致。

证见：头晕目眩，喉中多痰鸣音，或风痰合邪，猝然昏倒，舌强不语，四肢麻木，口眼歪斜，半身或左或右瘫痪等。舌苔白腻，脉滑象。

治则：祛风豁痰为法。

方选：大秦艽汤为治。

方组：秦艽10g，生石膏30g，甘草10g，川芎10g，当归15g，独活10g，白芍10g，川羌独6g，防风10g，黄芩10g，白芷6g，白术10g，生地10g，熟地10g，细辛3g，茯苓10g。

病饮有四：

痰饮：多由中阳不振，水饮内停肠胃，气化不足所致。

证见：胸胁支满，胃脘时有水音声，呕吐痰涎清稀色白，口不渴或渴不欲饮，头目眩晕，心悸气短，舌苔白滑脉弦而滑。

治则：温化痰饮为法。

方选：苓桂术甘汤。

方组：茯苓15g，桂枝10g，白术10g，甘草10g。

悬饮：多为两胁是阴阳气机升降的道路，今水流胁间，则络道被饮邪阻滞不行，升降不利，或失司所致。

证见：两胁下作痛，咳唾痛剧，转侧及呼吸均可见引痛，胁间胀满，气急短促，舌苔黄，脉沉弦而滑。

治则：攻逐水饮为法。

方选：十枣汤为治。

方组：炙芫花2g，大戟3g，煨甘遂1g，大枣10枚。

溢饮：因肺脾之气输布，运化失职，饮邪留滞，溢于四肢或肌肉所致。

证见：肢体疼痛且沉重，甚则肢体浮肿，小便不利，有时见发热恶寒无汗，咳喘痰有泡沫，舌苔白腻，脉多弦紧。

治则：温阳利水为法。

方选：五苓散加味为治。

方组：白术15g，茯苓15g，猪苓10g，泽泻10g，桂枝10g，姜皮10g，大腹皮10g，桑皮10g。

支饮：病因为水饮上逆，肺失于宣降，水湿为患泛滥外溢。

证见：咳喘上逆，胸满短气不得卧，痰多如白沫，久咳面目浮肿，兼见头目眩晕，面色黧黑，舌苔白腻，脉弦紧。

治则：温肺化饮为法。

方选：小青龙汤为治。

方组：干姜 6g，桂枝 10g，麻黄 6g，白芍 10g，炙甘草 10g，细辛 3g，半夏 10g，五味子 6g。

二、妇科病与寒、热、湿邪关系

妇女以血为本，故寒、热、湿、邪更易与血相搏，而导致妇科诸证。

凡寒邪致病，有外寒：内寒之别。凡寒邪从肌表而入为外寒。若适逢经期或产后，寒邪客之，寒邪由阴部上客，影响冲任，寒为阴邪，性主收引，凝聚，且能抑遏阳气，使脉道收引，血液运行不畅，导致胞脉阻滞，因此可形成月经不调，痛经，经闭，带下，胎动不安，坠胎小产，产后发热，产后身痛等外感的病变。

若妇人素体阳虚，生活不节，嗜食生冷寒物，以致脏腑，气血，经络凝滞。寒从内生，均可影响胞宫，胞脉及胞络的功能。因内寒而衍生妇科的疾病。内寒主阳微气虚，为生化不足的一种表现。故亦称虚寒。证见：形寒怕冷，面色苍白，小腹冷痛，腰膝酸痛，四肢不温，舌淡苔白，脉象沉迟等。 热为阳邪，其性炎上，热可使血脉沸腾，使人发热，耗气伤津，亦可损伤血络。迫血妄行，凡外感火热之邪而出现高热的妇科疾患，属外热。证如：热入血室，产褥感染及其他急性妇产科热症。其内热常由脏腑、阴阳、气血失调而成。凡素体阳虚妇女，过食温燥半热之品或七情过度，血志化火，火热烈盛，血分蕴热，热扰冲任，亦可导致月经过多，崩漏，经行吐衄，胎漏，恶露不绝等。从热邪致病的证候分类，有实热，虚热及毒热。

【实热】为热邪炽盛，正气未虚，正邪交争。如妇科的高热，带下增多，黄稠臭秽，舌红脉数等。

【虚热】为患者身体虚弱，阴分不足，虽有热邪但不炽盛，可见于产后低热，月经淋沥不断，月经鲜红而质稀，兼见烦躁不寐，口干不欲饮，舌偏红少苔，脉细数无力等。

【热毒】指邪热炽烈，蕴积成毒，迅速蔓延全身，严重损害正气。如重症产褥感染，高热昏迷，全身斑疹，恶露臭秽，腹部膨胀，舌质红降，舌苔黄厚而干或光绛无苔，脉洪数等。

【湿邪】为有形之阴部，湿邪重浊粘滞，困阻气机，湿与寒合邪，则成寒湿，湿郁日久可转化为热，则为湿热。若聚液成痰，则成湿痰。湿热蕴积日久，或感受湿毒之邪，浸淫机体，致成溃腐脓血，则为湿毒。

【湿邪】亦有内湿外湿之分。

【外湿】如汗出当风或汗出入水中或久卧湿地，居住潮湿，或冒雨涉水等影响人体气机的运化，因而发生肢体疲倦疼痛，头重纳呆，或发热缠绵不退，舌苔白腻，脉浮，濡缓等均属外湿。

【内湿】凡湿邪为病，总以内湿为主，病机责之于脾。故凡脾虚，运化失职，水湿内停，若停注下焦，则影响冲任带脉，而致病，故妇人带下增多，或经前泄泻或经期前后浮肿。孕妇可见肢体浮肿、胎水肿满等。又凡肥胖妇人，脾虚气弱，脂膏壅积，聚液成痰，可形成痰湿不孕，湿毒之邪下注胞宫，浸淫冲任，以致生殖器官溃腐或排出臭秽脓液等皆属内湿所致。

三、月经病

1 行经先期

【经行先期】即月经周期提前七到十天一行者，为经行先期。如提前三五天，又无其他症状者均为正常范围。

【病因病机】为血热和气虚。因为气能摄血，气虚则统摄无权，冲任失固，月经提前。血热伏于冲任，使血海不宁，迫血妄行，致经行先期。

【气虚】因饮食失调或劳思过极，损伤脾气，使中气不足，统摄无权，冲任失固，经血失统，致月经先期。

证见：经量多，色淡，质稀，神疲体倦纳少便溏，舌淡，脉细弱。

治则：补气摄血调经为法。

方选：补中益气汤为治。

方组：人参 6g，黄芪 20g，炙甘草 6g，当归 10g，陈皮 10g，升麻 6g，柴胡 6g，白术 10g。

【血热】又分实热与虚热。

【实热】有阳盛血热和肝郁血热。

【阳盛血热】

证见：经行先期，量多，色深红或紫，质粘稠。兼见心悸烦躁，舌赤口干，尿黄便干，舌红苔黄，脉数。

治则：清热凉血调经为法。

方选：清经汤为治。

方组：生地15g，丹皮10g，地骨皮10g，白芍10g，青蒿10g，合欢皮10g，藕节10g，黄柏10g，茯苓10g。

【肝郁血热】

证见：月经先期，经量不定，色紫红有块，兼胸闷胁胀，乳房及少腹胀痛，心烦易怒，口苦咽干，舌红苔黄脉弦数。

治则：清肝解郁调经为法。

方选：加味逍遥散为治。

方组：当归10g，芍药10g，柴胡6g，白术10g，茯苓10g，炙草10g，丹皮10g，炒栀子10g，玖瑰花10g。

【虚热】

证见：经来先期，量或多或少，色红，质稠，兼见两颧潮红，手足心热，舌红少苔，脉细数，均为阴虚内热之证。

治则：养阴清热调经为法。

方选：增液两地汤加减。

方组：地骨皮 10g，生地 10g，元参 10g，麦冬 10g，白芍 10g，阿胶 6g（烊化兑服），熟地 10g。

2 月经过多

【月经过多】为经量明显增多，但周期基本正常。病因病机与月经先期基本相同。主要是气虚和血热。此外还有瘀血内阻。致经量过多。本病以量多为特征。辨证重在经色，经质。

【气虚】

证见：月经量多，色淡红，质清稀，面色㿠白，心悸气短，体怠无力，畏寒肢冷。小腹空坠，舌淡，脉细弱。

治则：补气摄血，固冲调经。

方选：补中益气汤加减为治。

方组：人参 6g，黄芪 20g，白术 10g，炙草 10g，升麻 6g，益母草 10g，续断 10g，阿胶 6g（烊化后兑服），炮姜炭 10g，陈皮 6g，当归 10g。

【血热】

证见：月经量多，色鲜红或深红，质稠粘，或有块，兼见心烦口渴，尿赤便干，舌红，脉滑数。

治则：凉血清热止血为法。

方选：保阴煎加味为治。

方组：生地10g，熟地10g，黄芩10g，黄柏6g，白芍10g，地榆10g，山药10g，续断10g，甘草6g，藕节炭20g。

【血瘀】

证见：经来量多，色紫黑有血块，兼见小腹痛拒按，舌有瘀斑点，质紫暗，脉细涩。

治则：活血化瘀止血为法。

方选：失笑散加味为治。

方组：蒲黄10g，五灵脂10g，血余炭10g，茜草10g，益母草10g，藕节10g。

3 行经腹痛

凡月经前后及经期，妇女小腹疼痛，且痛不可忍为痛经。

祖国医学把痛经分为虚实两类，凡因此气血虚弱或肝血不足，肾精亏损，则血海空虚，精亏血少，胞脉失养，冲任失调皆可发为疼痛。凡虚证多兼见有寒或寒凝作痛。凡实证，多主气滞血瘀或寒凝血瘀阻滞，气血运行不畅，而发为痛经。

凡行经前腹痛者为实，经后腹痛者为虚。又经期腹痛可虚实证兼见。病因，为不通则痛，或腹痛而喜按者为虚，腹痛拒按者为实证。从寒热分析看，其痛得热则痛减者为寒。其痛得热痛剧者为热。痛则胀，血块排出痛减或有刺痛者为血瘀；胀比痛甚者多为气滞；绞痛，冷痛属寒；灼痛属热。痛在两侧少腹病多在肝，痛连腰际病在肾。几经前腹痛者多为气滞所致。凡经期腹痛者多为气滞血瘀，经后腹痛者多为血虚所致。又凡气滞作痛，时痛时止。若疼痛不止，多为血瘀所致。

在本病的治疗上，当分辨虚实寒热。

凡气滞作痛，治在理气为法。凡血瘀作痛，治在活血化瘀为法。若气滞血瘀者，治当活血化瘀，理气止痛为法。临床见证不同分治如下：

【肝郁气滞】多因情志不遂，忧思伤脾，恚怒气逆伤肝，以致肝气郁结，脾失运化，肝失条达。导致冲任二脉受损，气滞则血瘀，血因气滞阻于胞宫。

证见：行经小腹胀痛，头痛恶心兼胸闷烦躁，乳房胀痛，经行不畅，血色紫暗有块，舌质淡或兼见紫暗，脉象弦或沉细。

证属肝郁气滞，冲任失调。

治则：以解郁调经为法。

方选：逍遥散加减。

方组：当归 10g，白术 10g，白芍 10g，柴胡 10g，茯苓 10g，香附 10g，炙甘草 10g，元胡 10g，川楝子 10g，小茴 10g，桃仁 10g，红花 10g，合欢皮 15g。

凡本证兼见寒凝作痛者，可加炙没药、干姜，若月经量多有血块者佐加莪术、生蒲黄、炮姜。若两胁作痛者，方中加青皮、郁金。头痛眩晕者加菊花、天麻，若纳差呃逆呕吐者，加半夏、代赭石、旋覆花、焦三仙、生姜。脘腹胀者加白术、厚朴。腰膝无力或冷痛者加寄生、桂枝、牛膝为治。合欢皮加以助解郁之功。

【气滞血瘀】凡经行瘀血残留于胞宫或产后恶露不净等，均可导致行经不畅，血瘀作痛。

证见：经前或经期小腹胀痛，按之痛剧，兼有胸协乳房作胀，经量少或不畅，色紫暗且有血块，为血瘀之故、舌质紫暗边缘有瘀斑。脉象多见弦或兼滑。

证属：气滞血瘀，冲任失调，

治则：活血化瘀，理气止痛为法。

方选：少腹逐瘀汤为治。

方组：当归 10g，川芎 10g，赤芍 10g，蒲黄 10g，五灵脂 10g，炙没药 6g，干姜 6g，元胡 6g，茴香 6g，官桂 6g。

少腹逐瘀汤为临床常用方剂之一，尤其对妇科多种疾患，如冲任虚寒，瘀血内阻的痛经，盆腔炎及子宫内膜炎等慢性炎症和肿物等均有较好的疗效。

就妇科痛经而言，病因很多，如情志的变化，外感风寒，饮食劳倦，嗜食寒凉等均可引起经期腹痛。其中又以肝气郁结，气滞血瘀，瘀血内阻为多见。若风冷寒邪客于胞络，导致冲任气血失调，而瘀阻胞宫，必引起疼痛。按少腹逐瘀汤的方组，取“金匮”温经之意合失笑散化裁而成。方中小茴香、干姜、官桂治以温经散寒，通达下焦。元胡、炙没药行气利气散瘀，消肿定痛。生蒲黄、五灵脂活血祛瘀，散结止痛。其中生蒲黄用在活血化瘀，五灵脂用炒，重在止痛且不损伤胃气。当归、川芎乃阳中之阳药，血中之气药，配合赤芍用以活血行气，化瘀调经。两方合用活血祛瘀，温经散寒，消肿止痛。在临床应用时可随症加减，凡气滞血瘀，瘀血作痛的实证，加川楝子、木香、益母草疗效更为显著。凡瘀阻经络，气血失和，冲任失调的痛经，可于本方中加丹参、香附、茺蔚子也颇有良效。凡妇科的慢性炎症或小腹剧痛，囊肿及肿物亦可用本方施治，且有较好的疗效。若小腹寒重时可加炙附子，腹部疼痛，舌上有瘀斑，可加莪术、三棱。凡饮食无味而纳差者，加焦三仙、鸡内金、砂仁。若脾虚便溏者，加白术、山药、扁豆。若呃逆加丁香，旋覆花。凡头痛头重加菊花，白芷。若兼见浮肿者加茯苓、泽泻。若呕吐恶心加半夏、竹茹。若胸痛心悸烦躁，加合欢皮、全瓜蒌、薤白。若关节痛、腰痛，加寄生、细辛、牛膝等。

【气血两虚】多因身体素虚，气血不足或大病久病之后，气血仍未复固，气血亏虚，冲任失养，亦可导致痛经。

证见：头晕头痛，心悸气短，身倦怠无力，面色皖白或萎黄。经期及经后，小腹隐隐作痛，腹痛喜按，或兼见纳差腹胀便溏，经量少色淡质稀，舌淡体胖，脉沉细无力。

治则：补益气血，温经止痛为法。

方选：八珍场加减。

方组：党参20g，茯苓15g，白术10g，炙甘草6g，当归15g，白芍10g，川芎6g，熟地15g，干姜6g，小茴香6g，元胡6g，丹参10g。

若气虚手足不温而畏寒者，加黄芪、桂枝。月经先期量多者去川芎、丹参，加炮姜、艾炭、阿胶。凡心悸失眠加人参、炒枣仁、合欢皮。若频频自汗，加黄芪、浮小麦。若两胁胀痛者加柴胡、青皮。腹胀便溏者加白术、大肤皮、砂仁。便溏者加山药、扁豆。若兼见心气阴虚时本方加麦冬、五味子为治。

【冲任虚寒】肾为气之根，而肾阳主一身之阳，若肾阳虚，则冲任二脉失于温养，以气血凝滞发为痛经。

证见：月经不调，小腹冷痛，且喜温喜按，得热痛减，遇寒疼痛加剧。月经色淡量少，白带多清稀，腰背酸楚冷痛，畏寒，四肢不温。纳少便溏，小便清长，舌质淡，苔薄白，脉沉细而弱。

治则：补肾阳，温经散寒为法。

方选：温经汤加减。

方组：吴茱萸 10g，桂枝 6g，全当归 15g，川芎 10g，赤芍 10g，白芍 10g，红花 10g，香附 10g，乌药 10g，炙甘草 6g，生姜 3 片，大枣 5 枚。

温经汤主治寒气客于胞宫。致冲任血虚寒凝气滞为用。凡血瘀偏重者，加莪术、丹参、坤草；若腰背冷痛畏寒，腹痛喜温喜按，佐加熟附子、肉桂、干姜；若脾肾虚而泄泻者，加肉果、补骨脂；月经量过多，加阿胶、升麻炭、炮姜为治。

4 经期风疹

每次月经来潮，全身皮肤起红疹，甚者成块，瘙痒异常，经净后自然消退，为“经期风疹”。本病多因风邪而致病，行经期经血下行过多，阴血相对不足，而致血虚生风，也有风邪于行经之际乘虚而入，侵犯营血而发疹。此风疹为多见。病因为血虚和风热。

在治疗上中医认为，凡属风邪犯血之症，应遵循，“治风先行血，血行风自灭”的治则。故当以养血祛风为主，佐以调冲任为法。但应慎用辛温香燥之品。理血养血以四物汤为主，可佐加防风、乌稍蛇、蛇床子，地肤子、蛇退等。加香附理气，加紫草、藕节、毛根，消肿清热凉血。在疹退之后，应调补气血的不足，使正气复固。

【血虚】

病例：梁女，年30岁，初诊1990年1月2日。

症状：月经来潮，风疹即起，持续不退，面部浮肿，头晕，胸闷作呕，小腹疼痛，腰酸手足麻木，形体消瘦，而色苍白，心悸烦躁，四肢不温，语言低沉，指甲不华，舌质淡红，苔薄白，脉细无力。

辨证：为血虚生风，冲任失调。

治则：养血祛风，调冲任为法。

方选：四物汤加减为治。

方组：当归15g，白芍10g，生地10g，川芎10g，防风10g，乌稍蛇10g，香附10g，赤小豆15g，生甘草10g，丹参20g。

【风热】

证见：经行发疹块，瘙痒，见风遇热更甚，口干，烦躁，欲饮，尿赤，便干，舌质红，苔黄，脉浮数。

治则：疏风清热为法。

方选：消风散为治。

方组：当归15g，生地10g，荆芥10g，防风10g，牛蒡子10g，蝉蜕6g，苦参10g，苍术10g，胡麻仁6个，知母10g，石膏20g，木通6g，甘草6g。

5 闭经

祖国医学认为，女子14岁天癸至，月经以时下，为正常的生理功能现象。若生理功能失调，则可表现为月经失调。如18岁以上月经未来潮或来后中断三月以上者称为闭经，其他原因如孕期、哺乳期、绝经期等为正常现象。不为闭经。

闭经的病因是多方面的，如失血、多产、房劳伤肾、忧思过度，情志抑郁，或感受湿邪等。原则上分虚实两类。凡虚者，因肝肾亏虚，精血不足，气血虚弱，血海空虚无血可下；实者邪气阻隔，气滞血瘀，痰湿阻滞，脉道不通，经血不能下行。

临床上凡血虚所致的闭经，当以补益心脾，养血调经为法。

方选归脾汤为治。对气虚者，重在补气为法。方选香砂六君汤为治。凡属中气下陷者，以补中益气汤为治。凡属肝肾阴虚者，以六味地黄汤加减为治。凡属气郁和兼见血瘀者，临床上多以加味逍遥散或血府逐瘀汤加减。意在偏于气滞或偏于血瘀，辨证施治为法。

【闭经】

病例一：

康女，产后失血过多。证见：头晕，心悸，气短，神疲，面黄，消瘦，纳差，失眠多梦，月经数月不行，舌质淡，脉沉细无力。

证属：气血两虚，冲任失调。

治则：以补气养血、调经为法。

方选．八珍汤加味为治。

方组：当归 15g，白芍 10g，川芎 10g，熟地 15g，党参 15g，白术 10g，茯苓 10g，甘草 6g，益母草 10g，泽兰 10g，丹参 15g，玫瑰 10g。

本证凡兼见气滞血瘀者，可佐加香附 10g、莪术 10g、元胡 6g，腰膝酸软且痛者，可加牛膝 10g、川断 10g、杜仲 10g 为治。若心悸气短，多为心阴不足，可加麦冬 10g、五味子 10g、大枣 5 枚、浮小麦 10g。若头晕目眩失眠多梦，烦躁，加炒枣仁 15g、天麻 10g、合欢皮 15g、黄芪 10g 为治。若食纳差，加焦三仙 30g、鸡内金 20g。若大便溏薄或泄泻者，为脾虚也，当加干姜 6g、山药 10g、扁豆 10g、若小腹寒凉，白带不尽者，加海螵蛸 10g、小茴香 10g、炮姜 10g。若畏寒肢冷，脾肾阳虚，加附子 3g、肉桂子6g、桂枝6g为治。

气血两虚的经闭证，多为素体气血相对不足的女性。源于气血生化不足，精亏血少，血海空虚，血虚血枯，而无血下行。故见闭经。又多见于失血过多，流产，早产失血而未能复固。凡因气郁气滞者，首先解郁，调经，再行养血补气，疏肝健脾使气血复固。

病例二：

杜女，主诉：月经数月不行，头晕目眩，手足心热，夜眠不安纳差。

证见：颧红口干，腰膝酸软，心烦易怒，失眠心悸，舌质红无苔，脉细数无力。

证属：肝肾阴虚，冲任失调。

治则：补益肝肾，调经解郁为法。

方选：逍遥散合六味丸加减为治。

方组：当归15g，赤芍15g，白芍15g，柴胡6g，茯苓15g，白术10g，生甘草10g，熟地15g，山萸肉10g，山药10g，合欢皮15g，牛膝10g，丹参15g，玫瑰花10g。

肝肾阴虚，闭经多为营阴暗耗，肝血不足，肾精亏乏，精血互生，肝肾同源。又凡久病或热病后，阴津虚少，火热损津耗液，均可导致阳津不足。凡患者兼见干咳者加冬花10g、桔梗10g；咳血者白芨6g、藕节30g、茅根30g；清热凉血止血加生地亦可。

烦躁易怒加合欢皮15g、玫瑰花10g和血解郁，除烦为治。若目干涩，视物不清者，应视为肝血不足，加青葙子15g、蒺藜10g、沙苑子10g为治，凡咽干口燥者加元参15g，凡潮热者加地骨皮15g；腰膝酸楚，疼痛加桑寄生；夜尿频者，为肾气虚失于固摄，加桑螵蛸10g、益智仁10g、复盆子10g为治。白带多者，加海螵蛸10g、椿根皮10g为治。凡阴虚阳亢者，当佐以平肝潜阳，加钩藤10g、天麻6g、珍珠母15g、生石决20g为治。

病例三：

李女，主诉：自幼多病，今已6个月月信无闻。头晕，体倦，纳差，畏寒。

证见：面色白，神疲乏力，眩晕耳鸣。腹胀满，便溏，时腹痛，腰背冷痛，四末不温，偶白带稀薄，舌苔薄后而质淡，脉象沉细迟无力。

证属：脾肾两虚，冲任失调。

治则：补益脾肾，佐调冲任。

方选：右归饮加味为治。

方组：熟地10g，山药10g，山萸肉10g，杞果10g，炙草6g，肉桂6g，附子3g，杜仲6g，当归10g，小茴6g，干姜6g。

凡本证患者，由于先天不足，则肾气不充，或久病伤阴耗气，肾气亏耗，脾生源不足，冲任二脉因血海不足而失养，故当以温补脾肾为治。证见：月经量少，可佐加川芎、红花。凡气虚而见汗出多者，可佐加黄芪，浮小麦，去肉桂、附子；若兼见腰痛剧者，加寄生、川断、杜仲；凡心悸气短而表现心脏气阴不足时，可加生脉散为治。若脾肾阳虚而泄泻者，去熟地、当归，佐加故纸、肉果、吴茱萸；若尿频夜寐不安者，加合欢皮、炒枣仁、益智仁为治。

6 倒经逆行

凡妇人逢月经期，月经不能以时下，而见月经逆行或经行吐衄，曰“逆经”。临床可见多数患者，吐衄后又见经潮，但月经量少而不畅即止。个别患者吐衄后，则经不再至。

李时珍曰：“女人之经，一月一行，其常也，或先或后，或通或塞其病也。”而古人并未言及者，不可不知，有行经期只吐血、衄血，或眼耳出血者，是为逆行。《素问·至真要大论》曰：“诸逆冲上皆属于火。”故经行衄是一种病热血上冲的病变，多由于血热气逆的病因所致。

血热气逆多因肝气郁滞，郁而化火，火性炎上，血热随气逆而上，则经血不能顺注冲任，反而上逆，则出现吐衄之症。又凡肾气不足，虚火偏亢，血随火升，而致吐衄。在病因及病理变化上有实热与虚热的见证之分。

在治疗上凡属热者，治当以清热凉血为法。凡虚热者，治当以滋阴清热为法。

凡肝火炽盛，血热妄行，月经赶前，热灼阴血，故经来量少，色黑，口干苦，头晕目眩，失眠，烦躁易怒为肝经郁火所致。怒则气乜，多发于情志过激，则衄血量多。

凡更年期妇女，多见肝肾不足，虚热内生，亦可导致血热妄行，以致经行鼻衄，故当以滋阴益肝肾之不足，养阴凉血止血，清虚热而引血归经。

肝郁火旺，血热逆行。

证见：经前衄血，血量较多，色鲜红，而月经量少色黑。怒则衄血量增多，胸胁苦满，乳房胀痛，腹痛，腰痛，急躁易怒，兼见头晕目眩，口干苦，心悸失眠，舌质红，脉弦数。

治则：清肝热泻肝火，凉血止血为法。

方选：龙胆泻肝汤加减为治。

方组：龙胆草10g，黄芩10g，山栀子10g，木通6g，车前子10g，当归10g，生地10g，柴胡10g，泽泻10g，甘草10g，合欢皮10g，藕节30g，茅根15g。

肝肾阴虚火旺，血热妄行。

证见：月经赶前，行经的鼻衄，兼见头晕耳鸣，头时痛且胀，午后潮热，手足心热，鼻孔干燥，口唇红赤，舌质红，苔少而干，脉细数。

治则：滋养肝肾，清热凉血为法。

方选：六味地黄汤加减为治。

方组：熟地 10g，生地 10g，丹皮 10g，茯苓 10g，山萸肉 10g，炙鳖甲 10g，女贞子 10g，侧柏叶 10g，旱莲草 10g，牛膝 10g，玫瑰花 10g。

临床上多以肝火旺盛及肝肾不足，虚热内生者为多见；故治为平肝泻火，清热凉血，佐以滋养肝肾，为法在加减用药上，可根据兼证的不同而调正，如前者方中加合欢皮，为解郁除烦，而后者加玫瑰花意在解郁和血。

7 崩漏

崩漏一证为妇女的常见病。指妇女不正常的子宫出血。若出血势如涌泉者为崩。若出血量不多，而血淋沥不尽者为漏，其主要原因为脾失统血及冲任二脉受损所致。

本证在病因及病理变化上，虽临床表现有气阴两虚，肝肾阴虚，心脾两虚，脾肾两虚，瘀血内阻，肝郁化火等，但病因相同，兼证有别。治疗上常以归脾汤为治。因其发病的共同点，均由于失血过多。凡失血者，必耗其气。故心脾两脏先伤。凡中气不足，气虚下陷，则不能摄血，当以补中益气汤，升提中气，补血摄血为治。若中气不足，可导致心脾两虚。或营分积热，热迫血，以致崩漏下血不止。治以清热凉血止血为法。血止而非病已愈，仍应以补益心脾或气血不足时当调补气血为治。治其本，健脾胃以使气血复固。崩漏一证，亦有因气滞血癀所致。则在治疗上，当以活血化瘀。因瘀血留滞则新血不生，瘀血滞留可形成为癥。故当止血而不留瘀。则瘀去血止，新血生。血止后气血暂时不能复固，视其气血不足或心脾两虚，亦当补气养血，健脾益气。妇人以血为本，促使得以复周。凡崩漏证，补益在气，因气能摄血，为其本源，必从心脾入手。兼顾肝肾，不失肝藏血，脾统血，心主血脉之法为治。脾为后天之本，气血生化之源，肾为先天之本，为气之根，故因虚者当补之。

凡气血两虚，心脾两虚，脾肾两虚，中气不足，下陷所致崩漏。

【气血两虚】

证见：头痛或眩晕，心悸气短，肢体困倦乏力或兼见浮肿，纳差腹胀，失眠多梦健忘，面色无华或萎黄，经色淡而稀薄，舌质淡，脉沉细无力。

治则：补益气血，固摄冲任为法。

方选：补中益气汤加减。

方组：人参 6g，黄芪 10g，茯苓 10g，白术 10g，炙甘草 6g，阿胶 15g，升麻 6g，艾炭 10g，炮姜 10g，熟地 15g，生姜 3 片，大枣 5 枚。

【心脾两虚】

证见：头晕心悸健忘，食纳差腹胀便溏，失眠多梦，体倦乏力，月经量或多或少不调，色淡。舌质淡舌体胖边缘有齿痕，脉沉细无力或细弱。

治则：补益心脾，固摄冲任为法。

方选：归脾汤加减。

方组：人参 6g，黄芪 15g，白术 10g，茯苓 10g，当归 10g，炙甘草 6g，远志 10g，炒枣仁 20g，龙眼肉 10g，木香 6g，玫瑰花 10g，生姜 3 片，大枣 5 枚。

凡食纳不佳者方中佐加内金 15g、佛手 10g；凡兼见腰痛、腹张、白带多者，可加山药 10g、海螵蛸 10g、桑寄生 15g；凡小腹冷痛者加炒炮姜 10g、小茴 10g；若烦躁易汗者佐加合欢皮 10g、浮小麦 10g 为治。若兼见心烦，气阴不足者，加麦冬 10g、五味子 10g 为治。

【脾肾两虚】

证见：精神疲困，面色皖白或浮肿，体怠无力或畏寒，食少腹胀便溏，腰以下酸楚无力或冷痛，小便清长，月经量少而稀，白带多稀薄，舌质淡，舌边缘齿痕明显，脉沉细无力。

治则：健脾补肾，固摄冲任为法。

方选：补中益气汤加减。

方组：人参6g，白术10g，茯苓10g，山药15g，当归15g，寄生15g，黄芪15g，炙附子6g，姜炭10g，海蛸10g，炙甘草6g，杜仲炭10g，阿胶10g，生姜3片，大枣5枚。

【血热妄行】

证见：头晕，口干苦，面赤身热，心悸烦躁，失眠，小便黄，大便燥结，经色深红，量多或漏下不止，多带或兼见小腹胀痛，腰痛等，舌苔黄，脉弦数。

治则：清热凉血，祛瘀调经止带为法。

方选：逍遥散加减。

方组：当归15g，白芍10g，柴胡10g，茯苓10g，藕节20g，血余炭10g，丹皮10g，大、小蓟10g，白术10g，甘草10g，茅根20g，生地10g，合欢皮10g

凡本证患者兼见食纳差，大便干燥时，佐加焦三仙30g、大黄5g；凡出血量多加阿胶10g、三七6g；凡腹痛伴有血块加元胡

10g、生蒲黄 10g；白带量多者加椿根皮 10g、海螵蛸 10g；若小便不利色黄者加瞿麦 10g、滑石 10g 为治。

【瘀血阻滞】

证见：月经先期或崩漏后，而月经淋沥不堪，少腹疼痛，拒按，经色暗或黑有瘀块下，若块多则腹痛剧，瘀去则痛减。口苦咽干不思饮食，大便干燥小便不利，舌质紫暗或舌边尖上有瘀斑。

脉沉细涩。

治则：活血化瘀，益气健脾为法。

方选：自拟方。

方组：党参 30g，黄芪 15g，茯苓 10g，白术 10g，莪术 10g，元胡 10g，坤草 10g，丹参 30g，香附 10g，炒蒲黄 10g，归尾 10g，焦三仙 30g。

【肝郁化火】

证见：头痛，眩晕，易怒烦躁，口苦咽干，食纳差，小腹胀痛，月经量多，色鲜红或挟有血块或白带，舌质红，脉象弦数。

治则：疏肝解郁，调经止带为法。

方选：逍遥散加减。

方组：当归 15g，白芍 10g，柴胡 10g，茯苓 10g，白术 10g，甘草 6g，香附 10g，丹皮 6g，阿胶 10g，海螵蛸 10g，合欢皮10g，玫瑰花10g。

凡肝郁化火一证，朱丹溪曰：“气有余便是火也。”凡肝郁不舒必犯脾土，脾气受伤，脾失统血。治当以舒肝解郁，养血调经为法。以加味逍遥散为治。若证见挟热，可佐加黄连、焦栀。若有痰湿者加陈皮、半夏。若小便不利者加猪苓，泽泻、桂枝；若血瘀不去者，加桃仁，山甲珠，泽兰，苏木为治。

【气阴两虚】

证见：头面四肢浮肿，心悸气短，易汗，身倦无力，腹胀纳减，烦躁，失眠，健忘，腰膝酸软等，舌质红，脉沉细无力。

治则：补益气阴，固摄冲任为法。

方选：补中益气汤合生脉饮加减。

方组：黄芪20g，白术10g，人参6g，麦冬10g，五味子10g，白芍10g，阿胶10g，当归10g，浮小麦10g，大枣5枚，生龙牡各10g，炮姜10g，寄生10g，艾叶炭10g，生甘草6g。

病理上，凡五脏皆可形成气阴不足或气阴两虚的证见。本症在血止后可去除止血药，视其阴虚加生地、枸杞子；头晕目眩加菊花、天麻；若月经淋沥伴有血块加莪术，坤草；白带多者加薏米、山药、海螵蛸；失眠心悸多梦者加炒枣仁、玫瑰花、远志为治。

【肝肾阴虚】

证见：头晕目眩，视物不清，双目昏暗或干涩，耳鸣耳聋，口燥咽干，失眠多梦健忘。腰膝酸软或疼痛，夜尿频多，大便溏薄，舌质红，脉弦细无力。

治则：补益肝肾，固摄冲任为法。

方选：六味丸合生脉饮加减。

方组：生地 15g，熟地 15g，山药 10g，茯苓 10g，人参 6g，麦冬 10g，五味子 6g，桑寄生 15g，炙鳖甲 10g，阿胶 10g，杜仲 10g，艾炭 10g，白芍 10g，甘草 6g。

凡视物模糊不清加青葙子、蒺藜、石斛；尿频加益智仁、桑螵蛸；若眩晕者加菊花、天麻；咽干口燥加天花粉、元参；大便干燥者加肉苁蓉；尿赤者加竹叶、滑石，若崩漏血仍不止者加藕节炭、三七为治。

四、妊娠产后病

1 先兆流产

妇女妊娠后，由于过劳或跌仆，可导致先兆流产，此为外因所致。属于内因者，则多见于妇人素体虚弱或气血不足或肾虚所致。凡本证属于中医的“胎漏”或“胎动不安”及“坠胎小产”的范畴。凡气虚，胎动不安者，当以益气安胎，佐以养血为治。凡胎漏或胎动不安者，因血虚所致。治以养血补脾，佐以安胎为法。凡肾虚胎漏，胎动不安者，治当以固肾安胎为法。又血热胎动不安者，则当清热凉血，佐以安胎为法。

凡属气虚胎动不安者，头晕，面色㿠白，心悸气短，食纳差或兼见呕吐，或腹胀大便溏薄。妊娠不足三月，胎动不安，腹有微痛，下血淋沥不多，舌苔薄腻，舌质红少津，脉虚弱无力。

证属：气阴两虚，胎动不安。

治则：益气阴健脾胃安胎为法。

方选：四君子汤合生脉饮加减。

方组：党参 15g，白术 10g，茯苓 10g，生甘草 6g，麦冬 6g，五味子 6g，黄芩 6g，砂仁 6g，炮姜 10g。

凡气血不足又兼见肾虚者，临床多见，头晕心悸气短，面色不华，肢体乏力，食纳一般，或兼见呕吐，腰酸软，膝无力，胎动不安，下血淋沥，舌苔薄白，脉虚弱无力。

证属：气血不足，脾肾两虚，胎动不安。

治则：补肾健脾，安胎为法。

方选：六君子汤加减。

方组：党参 15g，白术 10g，茯苓 10g，生甘草 10g，砂仁 6g，黄芩 10g，桑寄生 10g，补骨脂 10g，山药 6g，杜仲炭 10g，炮姜 10g，生姜 3 片，大枣 5 枚。

凡妊娠期间的胎动不安，均应以益气养血安胎为先，补血养血以使气血互生，安胎止血，则血止胎宁，治以香砂六君子汤裁化为用。方中黄芩、白术、砂仁可固胎元。桑寄生、补骨脂以肾虚为用，炮姜、山药可补脾肾温宫散寒。生姜大枣，佐全方益心脾。凡烦躁易汗者加合欢皮、浮小麦、黄芪为治。

2 产后病痉、病郁冒、大便难

【产后病痉】即产后发生四肢抽搐，项背强直，甚则口噤，角弓反张，为新产妇产后病痉。如《金匮要略·妇人产后病脉证并治》问曰：新产妇人有三病，一者病痉，二者病郁冒，三者大便难，何谓也？师曰："新产血虚，多汗出，喜中风，故令病痉；亡血复汗，寒多，故令郁冒；亡津液胃燥故大便难。"由于产后气血两虚，而病痉是由于产后失血，营血虚少，营卫失调，腠理不得密固，而汗出过多，容易感受风邪。凡阴虚血少，则不能濡养筋脉，复感风邪，最易化燥伤筋，筋脉失养发生痉挛抽搐等症，形成痉的病变。

【产后病郁冒】亦由于产后失血过多所致。加之汗出多，汗为津液，亦为血液的组成部分，故气血两虚。气血虚则卫外不固，易感受寒邪。若寒邪外束，则阳气不能外达。阴血虚少，虚阳反逆而上冲，则形成郁冒之证。

【大便难】由于新产妇，产后血虚汗多，津液耗散则津液不足，胃肠液亏，故见大便难。

从病痉，病郁冒，大便难三者的病因形成看，皆由于产后血虚，汗多，卫外不固，虽发病症状不同，但病因是相同的。故在三者的治疗上都应以养血益气生津液为主。

【病痉】

证见：产后骤然发痉，头项强直，牙关紧闭，四肢抽搐，面色苍白，舌质淡红，脉细数。

治则：滋阴养血，柔肝熄风。

方选：三甲复脉汤加味为治。

方组：白芍 10g，阿胶 10g，龟板 10g，鳖甲 10g，牡蛎 15g，麦冬 10g，生地 15g，炙甘草 6g，麻仁 10g，天麻 10g，钩藤 10g，石菖蒲 10g。

产后发热：主要为产后感染邪毒，正邪交争，凡妇人产后阴血骤虚，阳易浮散，元气亏虚易感外邪，或瘀血内阻，壅遏气机而致。

【感染邪毒】

证见：高热寒战，小腹疼痛拒按，恶露不净，烦躁口渴，尿少色黄，大便燥结，舌质红舌苔黄，脉数有力。

治则：清热解毒，凉血化瘀为法。

方选：解毒活血汤加味。

方组：连翘 10g，葛根 10g，柴胡 6g，甘草 6g，枳壳 6g，当归 10g，赤芍 10g，桃仁 10g，红花 10g，双花 10g，坤草 10g。

证见：寒热时作，恶露不下，色紫暗有块且小腹疼痛拒按，口干不欲饮，舌紫暗或兼见瘀斑，脉弦涩。为血瘀所致。

治则：活血化瘀为法。

方选：少府逐瘀汤加味。

方组：小茴香 10g，干姜 6g，元胡 6g，炙没药 6g，当归 10g，川芎 10g，官桂 3g，赤芍 6g，生蒲黄 10g，灵脂 6g，当归尾 10g，红花 6g，柴胡 6g。

证见：产后发热，头痛肢体疼痛，无汗，咳嗽流涕，舌苔薄白，脉浮数。为血虚中风。

治则：养血祛风为法。

方选：四物汤加剂芥，防风为治。

方组：川芎 10g，当归 10g，生地 10g，芍药 10g，荆芥 10g，防风 6g，生姜 3 片，大枣 5 枚。

凡妇人产后失血过多，身有微热，自汗，头晕目眩，心悸少寐，腹痛绵绵，手足麻木，舌质淡红，舌苔薄白，脉虚数。为血虚中风。

治则：益气养血祛风为法。

方选：补中益气汤加减为治。

方组：人参 6g，黄芪 10g，升麻 3g，柴胡 6g，生甘草 6g，当归 15g，陈皮 6g，白术 10g，生姜 3 片，大枣 5 枚。

若兼见阴虚者，加生地 10g、麦冬 10g、地骨皮 10g 为治。凡脾胃不和气虚发热，饮食无味，脘腹胀满，当健脾和胃，方中加鸡内金 15g、焦三仙 20g、莱服子 10g 为治。

产后妇人杂病居多，临床上针对妇人以血为本的病理特点，多选用《医林改错》中的五逐瘀汤，针对血虚，血瘀为治，则疗效显著。

3 产后风湿痹

妇人产后多气血不足，而百脉空虚，易受外邪的侵扰。故证见以风、湿、寒三气合而为痹证者多见。

风、湿、寒三气合而为痹。凡风胜者以风行善变，疼痛游走不定，故曰为行痹。寒聚疼痛显著为特点者曰寒痹。凡湿胜则肿，故湿与寒邪留滞一处疼痛沉重者为湿痹。病因病理变化上风寒湿致病各有所偏重。故虽为一病，但临床表现不一。痹者闭于何处，或为骨，或为关节，或为经络，或为肌肉，皮腠以及五脏六腑皆可受之。《内经》曰：“通则不痛，不通则痛”。故中风、历节、鹤膝风等均指痹痛而言。以现代医学而论，其范围可包括，风湿关节炎，肌肉风湿症，类风湿性关节炎，痛风段关节肌肉红、肿、热、痛、麻等功能障碍的疾病，均可视为中医“痹证”的范畴之中。均可以按痹证进行辨证论治。

风湿寒邪，乘人卫外不固腠理空虚而腠之，《内经》曰：“邪之所腠，其气必虚。”卫劳累汗出当风，风寒露宿或久卧湿地，以致风湿寒邪乘虚而入，使经络闭阻。若风寒湿痹滞留不去，则郁久化热，发为热痹。

风痹者，以疼痛游走不定，关节疼痛，屈伸不利，或伴有发热恶寒，舌苔薄白，脉浮数。

治则：当以祛风通痹为法。

方选：防风汤加减为治。

方组：防风10g，当归10g，茯苓10g，杏仁10g，黄芩10g，秦艽10g，葛根10g，桂枝10g，甘草10g，生姜3片。

凡痹痛犯清窍头痛者，方中佐加菊花、川芎为用；凡风居腰以上者当佐加羌活、桑枝为用；凡风邪居腰以下者加独活、秦艽为用；凡气虚者佐加黄芪为用。

凡痛重者为寒邪所致。关节疼痛，得温暖则疼痛大减，遇冷则疼痛加剧，疼痛滞留不移，痛有定处，舌苔薄白，脉为浮紧或紧弦。

治则：逐寒通痹为主。

主选：乌头桂枝汤加减。

方组：川乌 6g，草乌 6g，桂枝 10g，白芍 10g，炙甘草 10g，防风 10g，丹参 30，生姜 3 片，大枣 5 枚。

方取《金匮》乌头桂枝汤，凡疼痛剧者，可佐加乳香 6g、炙没药 6g 为治。若腰膝疼痛剧者，加秦艽 10g、牛膝 10g、灵仙 10g、寄生 15g 为治。若兼见挟湿者，加防己 6g、独活 6g、薏米 10g 为治。

风湿痹以湿邪所伤为甚，关节疼痛或微肿，肌肉麻木不仁，关节活动不灵活，其特点为患者关节肿滞，而沉重感明显。舌苔多白腻或薄白，脉象多濡或缓。

治则：祛湿通痹为法。

方选：薏仁汤加减为治。

方组：薏苡仁 30g，苍术 15g，白芍 10g，当归 10g，麻黄 3g，桂枝 6g，生甘草 6g，生姜 3 片。

凡湿邪滞留不除，加防己 10g、羌活 6g、独活 6g 为治，凡见血虚而挟风邪者，可与桃仁四物汤合用，以活血祛风化湿为用。若风湿寒邪留滞关节不去，郁久化热者，则关节红肿热痛，肌肉筋脉疼痛，或皮肤起红斑，疼痛手不可近，遇冷则疼减而舒，或时时自感身热，或口渴喜饮，舌苔黄或黄而厚腻。脉弦数或细数。为风温已化热所致。

治则：清热宣痹，化湿为法。

方选：大羌活汤为治。

方组：羌活 10g，独活 10g，防风 10g，细辛 3g，防己 10g，苍术 10g，白术 10g，黄连 10g，黄芩 10g，知母 10g，川芎 10g，生地 10g，生甘草 10g。

本方为疏风除湿消肿之剂，方中羌活、独活以疏散风湿为用，苍术、白术、细辛、防己以除湿止痛消肿为用，黄芩、黄连、知母清湿热消肿，川芎活血消肿，生地凉血滋阴以制羌活、独活、细辛、苍术之燥；甘草调和诸药；全方合用则清热消肿祛风除湿为治。

凡风湿痹证，日久正虚，迁延不愈者，当以独活寄生汤为治。

方组：茯苓 10g，桂枝 10g，防风 10g，秦艽 10g，当归 10g，白芍 10g，川芎 10g，熟地 10g，杜仲 10g，牛膝 10g，人参 6g，生甘草 6g，细辛 3g。

凡小关节疼痛者加木瓜；有瘀血者加乌药；若上肢疼痛剧者加羌活、桑枝；偏于下肢关节疼痛者加地龙肉；皮肤红肿者加海风藤；女子多带者加薏米 10g、海蛸 10g、山药 10g；凡筋脉疼痛者加鸡血藤 20g、金银藤 20g；凡阳虚者必兼见畏寒，当以温经通阳为法，佐加附子 3g 为用；又气虚表不固而易汗者，当佐加黄芪 10g、浮小麦 10g 为治；凡小便不利者当通利小便，方中加滑石、瞿麦为治。且本方临床应用广泛，凡日久正虚气血不足之痹痛皆用之有效。

五、妇科杂病

1 不孕症

妇女不孕症是妇科临床的常见病。临床上虽有原发性和继发性之不同，分析不孕的病因很多，中医认为本病的病因及病理变化上，与肾气虚衰，气血不足，肝气郁结，痰湿阻滞等导致冲任失调，而不能受胎成孕有关。

中医认为凡妇人血虚有寒，则命门火衰，“命门者，男子以藏精，女子以系胞”说明命门与人的生殖功能关系密切。故女子不孕的病机，当责之于命门与肾的功能失调。凡妇人先天禀赋不足，后天失养，或伤于饮食起居，或伤于房事不节，脾胃生化不足，肾精耗伤所致者居多。

如《圣济总录》曰：“妇人所以无子，由于冲任不足，肾气虚寒故也。而肾本源先天，而藏真阴，真阳，肾虚则真阳不足，命门火衰，火衰则不能湿煦胞络冲任，胞宫因之不能成孕育胎。”

故凡妇人婚后多年不孕，多兼见月经紊乱，多经后行，而月经量少，色淡，气色不华，形体消瘦，腰膝无力，带下多，且小腹寒凉，多伴有隐痛或得暖痛减。傅青主曰：“寒冰之地不生甘草木……今胞宫即寒，何能受孕。”故治宜温煦命门，摄精成孕。在治疗上应温宫散寒为法。妇人有经、带、胎、产的生理功能，故“妇女以血为本”为其生理特点。朱丹溪曰：“妇人无子，是由于血少；不足以摄精所致。若妇人先天不足，平素体虚，脾胃虚弱则生化不足，或久病，失血伤营，均可导致营血不足，则冲任二脉空虚，胞脉失养，以致不能摄精成孕。”临床上多见，月经量少，而色淡，月经错后或经闭，形体衰弱，精神疲倦，面色萎黄，舌质淡红，舌苔薄白，脉沉细无力。凡冲任失调，气血不足，月经量少，或重则经闭不孕，当补先天之不足及后天之亏损为治。则气血俱生，精气才能旺盛。

妇人多郁，郁怒则伤肝，肝主疏泄，喜条达而恶郁结。若肝的气机不调，升降失常，均可表现为肝气郁结，气滞血瘀，冲任不调，则月经失调。证见：月经不调，经来乳房胀痛，月经量少，行而不畅，并伴有心烦易怒，食纳差，失眠多梦小腹疼痛，舌质偏红，舌苔薄白，脉弦细。是为肝气郁结所致。治以疏肝解郁调经为法。

又凡妇人形体肥胖，素多湿痰壅盛，若痰湿壅阻胞宫，亦为不能受孕之故。朱丹溪曰：“妇人肥胖者，多不能孕育，以身中有脂膜闭塞子宫，月经不行。形体肥胖，脾虚失运，痰湿内生，壅阻胞宫，影响受精，不能成孕。若真阳不足，命门火衰，无能化气行水，寒湿注于胞宫，水能成孕。”故患者婚后多不成孕。证见：妇人形体胖，神疲乏力，面色皖白，头晕心悸，月经失调，经量极少，白带量多，舌淡胖。舌苔白腻，脉弦而滑。

治当健脾化湿，温肾调经为法。

在辨证治疗上，凡属于命门火衰，胞宫寒冷者，当温补命门为治。

方组：附子6g，干姜6g，肉桂6g，当归15g，熟地10g，淫羊藿10g，香附10g，菟丝子15g，小茴香10g，艾叶10g，党参15g，白术10g，玫瑰花10g，合欢皮10g。

凡营血亏虚者，当补益气血为法。

方组：党参15g，白术10g，茯苓15g，生甘草6g，熟地20g，当归10g，赤芍10g，淫羊藿15g，杜仲10g，菟丝子10g。

凡肝气郁结。治当舒肝健脾，养血调经为法。

方组：香附15g，白术10g，郁金10g，茯苓15g，元胡69g，当归15g，白芍10g，合欢皮30g，玖瑰花10g，菟丝子10g。

凡湿痰壅盛，冲任失调者。治在除湿化痰，健脾调冲任为治。

方组：陈皮10g，半夏10g，茯苓15g，生甘草10g，海螵蛸10g，山药10g，桃仁10g，红花10g，滑石10g，泽泻10g，薏仁米10g。

凡临床上妇女月经正常，而不受孕者甚少，凡不孕都由不同的妇科疾患所致。而调之法，应审证求因，辨证施治。故当虚者补之，寒者温之，热者清之，郁者疏之，使月经正常，才有生育之机。在本方的基础上，根据病情，药物加减不拘泥于他人的经验，应立足于患者的虚、实、寒、热、有余和不足，病因及病理特点中求之，则能恰到好处。

2 乳痈

乳痈又称乳腺炎，是妊娠期和哺乳期的常见病。而产后失调，外感风寒，风热者有之。然产后气血不足，除气虚卫外不固，多源于内因或因气郁或因血瘀，火从内生，可兼见积热于内或郁热于内所致。

凡偏于风热者，则发病迅速，乳房肿痛发红而不可近，并兼见有头痛、寒热往来，骨节疼烦口干苦，胸满，呕恶，尿黄，大便干燥类似少阳痛的症状。凡偏于积热者，则乳房先有结节而隐痛者居多。继而发热，患处局部有红晕，疼痛肿硬，胸满，口苦而渴，目无头痛，骨节酸楚疼痛为主症。凡偏于郁热者，大多为气血不足的患者，其发病缓慢。凡乳痈发病部位为乳房的上半部，初起有结，形状长，木硬漫肿，皮色不变，多隐隐作痛，兼见午后寒热或低热，其肿势缓，但消散慢。

分治如下：

凡乳痈属风热盛者，可以疏风散热和解为法。以小柴胡汤加全瓜蒌20g、蒲公英20g、王不留行15g、银花20g、皂刺6g、天花粉10g；大便干燥者加生大黄5g为治。

方组：柴胡10g，黄芩10g，半夏10g，党参10g，天花粉10g，全瓜蒌30g，蒲公英20g，王不留行15g，双花20g，大黄5g。

方中小柴胡汤以和解少阳，柴胡可透表泻热。黄芩、双花、蒲公英、全瓜蒌、生甘草清热解毒，消肿散结。天花粉养胃生津消肿，皂刺消肿散结，王不留行以通下乳汁。全方共用，清热解毒，合少阳泄厥阴，消痈肿通行乳汁，更利于通则不痛。

凡积热壅盛，半表半县之邪已解者，原方去柴胡、全瓜蒌，加当归、赤白芍，以和营活血消痈。凡偏郁者，原方去双花、蒲公英等清热解毒药物，加夏枯草、炙香附、青皮以调理气机。散郁结佐加白术、茯苓益脾养心；凡新产恶露未尽可加芜蔚子祛瘀通乳。

凡乳痈成脓，未溃时，应加皂角刺．穿山甲，可清热，脱毒，破坚，凡患者体虚者，当重用黄芪，以扶正托毒为治。

3 乳腺囊肿

凡妇女乳腺囊肿多为良性肿物，病多发于中年妇女，有单发于一侧乳房，有的双侧皆有。一般无痛感，少数患者在经期前有胀痛感，肿物较坚硬，呈椭圆形，表面光精，边界清楚，活动性大，推动时有弹性感，与皮肤周围组织均有粘连现象。个别患者哺下淋巴肿大或有微痛感。

中医学把本病归于“乳癖”的范围。而且认为本病的发生，多因妇人郁怒伤肝或久思伤脾，导致冲任二脉失调，以致乳络气滞或为痰凝，血瘀聚结成核。

【病例一】

单女，30岁，初诊日期1988年1月。

主诉，右乳房下有结块、月经来潮时即痛，经某医院检查，确诊为乳腺病，良性囊性肿物，并建议手术，本人不愿做手术．而试用中医治疗。

证见：精神尚可，食纳一般，面色不华，右乳下有囊性肿物。兼见心悸而烦躁，月经紊乱，舌质红，舌苔黄，脉弦。

治则：疏肝理气散结，活血化瘀调冲任。

方选：加味逍遥散为治。

方组：当归10g，白芍10g，柴胡10g，茯苓10g，白术10g，甘草6g，山甲珠10g，皂刺6g，夏枯草20g，牡蛎30g，合欢皮10g。

【病例二】

刘女，25岁，初诊日期1989年11月。

主诉：1987年偶发现右乳上方一肿块，经前期患处略感胀痛，多方治疗，肿块未消除，较半年前增大，后进一步检查确诊为“乳腺纤维瘤”，建议手术切除。患者害怕手术，来我院门诊治疗。

证见：乳房胀而微痛。食纳一般，烦躁，胸满，口干苦，右乳房上方有肿块，质硬皮色不变，且有轻度压痛感，舌红，脉弦数。

证属：肝气郁结、气血凝滞。

治则：疏肝解郁，活血散结为法。

方选：加味逍遥散为治。

方组：当归10g，赤芍10g，柴胡10g，香附10g，生甘草6g，丹参30g，红花10g，夏枯草30g，合欢皮15g。

以上病例皆选加味逍遥散主治。余认为该方以疏肝解郁为长，且调冲任，凡血瘀证见者，可佐以活血化瘀的药物调入，方用穿山甲，皂刺、牡蛎，夏枯草可攻坚，软坚，以散郁结为用；合欢皮能解郁除烦，以畅通气机为用。临床上每多获效。

4 乳泣

凡妇女产后，未经小儿吸吮，自然流出，名曰：乳汁自出。妇人怀孕者，若见此症，则称为“乳泣”。两者名异而源同。多由于气虚所致。

妇人平素气血亏虚，妊娠后气血荣养胎元，则气与血皆可导致不足。乳房属足阳明胃经，而乳汁乃为气血所化生，气血来源于脾胃。若妊娠期气虚不固，统摄无权，营阴不能内守，则乳汁随化随溢，脾胃虚弱则气血生化不足，其血必虚，血虚之人则乳汁不足或清稀。又凡气血两虚之人，内则脏腑不能敷华，外则肌肤不能润泽，故气色不华。心脏气阴不足，则心悸气短，头晕；肝血不足，则目干涩，视物不明，气虚则精神疲困，气短无力，语言低微而懒言等。故形体、精神、气色等均表现不足。

证属：气血两虚，固摄无权。

治则：补益气血，固摄冲任为法。

方选：八珍汤加味为治。

方组：党参 20g，麦冬 10g，五味子 6g，当归 15g，熟地 10g，薏苡仁 10g，山药 15g，白术 10g，黄芪 30g，生姜 3 片，大枣5枚。

本证因发于妊娠妇女，病因气血俱虚所致。久则胎元失养，或见胎动不安之兆，必当佐以安胎为法，固摄冲任，补气养血为治。方中可佐加砂仁，寄生，黄芩，阿胶为用。若腰疼重，白带多，为肝肾亏虚，可于方中加杜仲、川断、海螵蛸；视患者的脾胃有余和不足，若食纳欠佳，当以扶脾养胃，益气畅中为法，方中可加香附、焦三仙、鸡内金为用，脾胃健运则生源足，诸虚则得以改变，气血复固，病即可愈。

5 子宫肌瘤

子宫肌瘤，为妇女的常见病。属子宫内膜的占位病变，中医对本病有较为明确的论述。多见于积聚癥瘕的篇章，如《难经》曰："积者阴气也。其始发有常处，其痛不离其部……左右有所穷处。聚者阳气也，其始发无根本，……其痛无常处。故五脏言之以积，六腑言之以聚。"

张景岳曰："淤血留滞作痛，唯妇人有之。其病或固经期，或围产后，……气逆而血留。或忧思伤脾，脾虚而血滞。或因劳伤，积瘀气弱而不行。"说明本病在病因及病理变化上，是错综复杂的。

《内经》曰："喜怒不节则伤脏，脏伤则病起于阴也。"清湿袭虚则病起于下。其二情志波动，皆可伤及脏腑，则脏腑经络失和，气滞血瘀，瘀血留滞不去作癥。其三凡言血病，失血者，必耗气，精气夺则虚。故本病日久皆可导致气血耗散。加之瘀血不运新血不生。

证见神疲，面色无华，心悸气短，失眠多梦，腹痛腰疼，冲任二脉失调。皆源于血虚血瘀或失血过多所致。凡本病患者，在病因病理变化上，均与肝、脾、肾三脏的功能失调关系密切。肝主藏血，人动血运诸经，人静血归于肝。暴怒伤肝，肝失条达之性。脾郁则木侮脾土；肝失疏泄，升降失司，肝脾两脏，当升不升，当降不降，互为影响，脾盛则生化不足。若肝失藏血，脾失统血，必致失血作矣！冲任二脉受损，必致月经紊乱，或见腹痛，崩漏，带下，淤血不去作癥。

若肝阴虚则水不涵木，导致肝肾阴虚。

证见：头晕目眩，胸满腹胀，肝气犯胃，噫气不除或呕恶频作；脾为后天之本，若气血生化不足，调理脾胃为要。在病因及病理变化上、肝、脾、心、肾与冲任攸关。故癥的形成与中气不足，肝失藏血，脾失统血，气不摄血，瘀血留滞，冲任损伤，互为因果；肾为气之根，为先天之本，而赖于脾胃充养。肝肾同源，肝气之郁，又源肾气之虚，肾虚则腰膝不举、肾虚过劳则伤气，冲致任二脉受损。女子以阴血为本，肝、脾、肾三藏失和，冲任一脉必衰，肾不养肝，气滞血瘀，久淤不去。聚而成形，故为癥疾，若少腹痛，按之有形，推之不移，按之不散，逐而肿物加大，当以鉴别之。

凡子宫肌瘤一症，在治疗上应分辨虚实，痼卒在气血未衰之际，重在活血化瘀。应采取先消后补的方法。活血化瘀消癥，损其大半则病治可愈，癥消邪去，则正气更加复固，可重用桃仁、红花、三棱、莪术、苏木等药物为治。凡本证患者，久病体虚，或失血过多，中气不足，气不摄血，脾胃不和，生化不足。治在补气摄血，健运脾胃，以使气血复固，再行消法，故当以先补后消为治。

凡瘀血内阻之癥疾。其必日久正虚，瘀血不去，新血不生，故当消补并行，消癥中佐以益气健脾或养血活血消瘀，虚得补则正气旺盛，瘕积消散，而使正气更加复固，瘀去血止，消补兼施，邪去止安，癥消而无损于正气，故应以消补兼施为治。

【病例一】

于某，女，45 岁，初诊日期 1994 年 3 月 8 日。

患者月经前后经期紊乱，腹痛，血色紫暗，白带量多，近月余月经淋沥不尽。

证见：头晕心悸，面色苍白，腹痛腰酸痛，身倦无力，舌红少津，脉虚无力。

经 B 超确诊为“子宫肌瘤”(4.2cm × 3.4cm)

辨证：气虚气滞血淤，冲任二脉失调。

治则：益气阴，调冲任，消癥为法。

方选：自拟方。

方组：党参20g，茯苓15g，白术10g，生甘草6g，黄芪30g，莪术10g，海螵蛸15g，夏枯草15g，血余炭10g，阿胶15g，龙眼肉10g，桃仁10g，五味子6g七剂。

本例患者依此方加减服药三个月后B超检查子宫肌瘤全部消失。

【病例二】

王女，30岁，初诊日期1995年3月16日。

主诉：近五个月经期紊乱且腹痛，血色紫暗，伴有血块，经后白带颇多。

证见：头晕心悸而烦，精神尚可，腰酸体痛，倦怠无力，舌上有瘀斑，脉沉细活质红苔白。

经B超证实“子宫肌瘤”(2.6cm×3.2cm)。

辨证：气滞血瘀作癥，冲任失调。

治则：益气阴，活血化瘀消癥为法。

方选：自拟方。

方组：党参20g，麦冬10g，五味子10g，莪术10g，桃仁10g，红花10g，茯苓15g，桂枝10g，海螵蛸10g，坤草10g，夏枯草10g，血余炭10g，黄芪10g，皂刺6g七剂。

本例患者服药40剂，月经正常，无其他明显症状和不适感，B超检查子宫肌瘤消失。

【病例三】

潘女，42 岁，素患高血压及神经性头痛，近半年来月经量步，行经腹痛，拒按白带量多、腰酸楚疼痛，无力、头痛失眠，舌质红，舌苔黄，舌上有瘀斑，脉弦数有力。由于血压高医院未予手术。

证见：头晕痛，口干苦纳差，腹痛腰痛，尿赤便干，B 超诊断为“子宫肌瘤”。

辨证：气滞血瘀，阴虚阳亢。

治则：镇肝汗阳，活血化瘀消癥为法。

方选：镇肝熄风汤加味。

方组：牛膝 10g，青蒿 10g，钩藤 10g，天麻 10g，全蝎 6g，生石决 30g，生龙牡各 30g，天冬 10g，元参 15g，川楝子 6g，龟板 10g，桃仁 10g，红花 10g，莪术 10g，苏术 10g，海螵蛸 10g，大黄 5g 七剂。

患者服药后，诸症状有明显好转，逢月经来潮腹痛减，量多色紫有血块，头痛腰痛大减，血压 140/90mmHg。

治则：活血化瘀，消癥为法。

方选：自拟方。

方组：钩藤 10g，天麻 10g，生石决 30g，桃仁 10g，红花 10g，赤芍 10g，夏枯草 30g，黄芪 10g，莪术 10g，皂刺 10g，海螵蛸 15g，血余炭 10g，当归 15g，玫瑰花 10g，莪术 10g 七剂。

凡子宫肌瘤在治疗上当以活血化瘀消癥为法。若正气尚足者皆可攻伐，盖言本大积大聚，其可犯也。衰其大半而止的治疗原则，皆可奏效。若瘕消殆尽，脾胃健旺，为气血已复固，即可终止服药。

针对本病血虚，血瘀和失血的见证不同，可采用养血益气，扶正培本，而不失时机的或先消后补，或先补后消，或补消兼施的方法为治。除以上为余治疗子宫肌瘤一证有明显效果外，临床上凡胸膈以下的淤积，又多以王清任的膈下逐瘀汤为治，效果亦很好。然膈下逐瘀汤亦为活血化瘀法的五逐瘀之一。由于血瘀的部位不同，病理表现各异，虽同为血瘀，而本方以积聚一征，无论积聚成块，或左胁、右胁、脐左，脐右、脐上、脐下、或按之跳动，皆以此为治。无不应手取效。病轻者少服，不不必拘泥。又凡小儿痞块，痛定不移，卧则腹坠，肾泻，久泻，凡此种种，百方不效，是因为瘀血过多，亦用此方。

方组：桃仁 10g，丹皮 10g，川芎 10g，当归 10g，五灵脂 10g，赤芍 10g，乌药 6g，元胡 6g，甘草 6g，香附 10g，红花 10g，枳壳 10g。

方解：膈下逐瘀汤方中当归、川芎、赤芍用以养血活血为主；丹皮清热凉血，活血化瘀；桃仁、红花活血逐瘀，佐香附、乌药、枳壳、元胡、调气行气开郁止痛，以增强逐瘀之功；甘草和中调和诸药而益脾。全方以活血逐瘀行气为治。余在临床上，凡积聚成块者，佐加三棱、莪术，以促进消积滞，散郁结，效果很好。又凡久泻不愈，或粪便中带有汗血，兼见腹痛或五更肾泄，可于本方中佐加破故纸，吴茱萸、炙肉果、五味子，皆可有效，凡久泻久痢，无不证属虚寒，多源于脾肾阳衰之故。若本证兼见气虚可去枳壳、川芎、丹皮，佐加党参，益气健脾为用；又凡眩晕呕吐之症或美尼尔氏综合症，兼见耳鸣时，可加旋覆花、代赭石、柿蒂为用；止呕逆上冲，而效捷。凡本证兼见心阳虚者加全瓜蒌、薤白头、郁金、桔梗、附子为用，若心阴不足者，可改加党参、麦冬、五味子为用，皆奏效而使心律恢复正常。

若早期肝硬化或肝脾大而无腹水者，用本方佐加三棱、莪术、柴胡、炙鳖甲效果较明显。若本证大便干燥可加大黄，凡慢性肝炎、肝病肝区有压痛者，可于方中佐加茵陈蒿、焦栀子、淡豆豉，皆可获得良好的效果。

少腹逐瘀汤，为治少腹积块疼痛而设，然有积块不哺名，或少腹虽痛而无积块，或少腹胀满，或经血来时，先腰酸痛少腹胀，或经血失调，月行经三五次，接连不断，断而又来，其色或紫或黑或块或崩漏，兼少腹疼痛，或粉红兼白带……更出奇者，此方种子如神，每经初见之日服起，一连服五副，不过四月新成胎。又曰：此方去痰，种子，安胎，尽喜尽美，真良善方也。

方组：小茴香10g，干姜6g，元胡6g，炙没药6g，当归10g，川芎10g，官桂3g，赤芍10g，生蒲黄10g，五灵脂10g。

少腹逐瘀汤是临床常用的方剂之一，尤其对妇科的多种疾病，常用于冲任失调，血虚有寒，或瘀血内阻的痛经和妇科的慢性炎症，如盆腔炎及积聚肿瘤等，且均有较好的疗效。而痛经为妇科常见病，或为情志失和，或伤于风冷寒凉，饮食节倦等因素而致。

分析方组可知本方有取《金匮》温经汤之治，又合失笑散为用，两方裁化而成。

方中小茴香、干姜、官桂用以温经散寒，通达下焦；元胡、炙没药利气散瘀，消肿定痛；生蒲黄、五灵脂活血祛瘀，散结止痛。方中用生蒲黄，妙在活血化瘀，五灵脂用炒，止痛而不伤损胃气。当归、川芎乃血中之气药，佐赤芍用以活血行气，调经散滞，故能温经散寒，活血祛瘀，消肿止痛。

在临床应用方面，凡行经腹痛，重用元胡、干姜、生蒲黄，常佐加坤草、红糖煎服，则效果倍增，凡盆腔炎及卵巢肿瘤或囊肿，皆为妇科慢性疾患，可于本方中佐加昆布、海藻、海蛸、夏枯草、草河车，凡肿块及肿物，或压痛均可消失。

凡妇女婚后不孕，多属宫寒之疾，可于方中佐加紫石英．菟丝子、蛇床子，可服药1至2月病情改变，行经无痛，血色鲜红，为宫寒已愈即可受孕。

功能性子宫出血或为崩漏所致者，可用本方，方中生蒲黄改为蒲黄炭，另加棕榈炭、艾叶炭、地榆炭皆可奏效。然血崩，出血过多者，可于方中加三七面冲服，或加藕节炭、血余碳，极为显效。

凡月经来潮前，病见呕吐者，或为肝气犯胃，呃逆呕吐频作时，可于方中加旋覆花、代赭石、生姜、苏梗为治，则呕吐可止

6 子宫脱垂

中医认为子宫脱垂一证，在病因及病理变化上，多为中气不足，气虚下陷所致。故凡妇女，身体素虚，气血不足，中气下陷，故见此证。然妇人小产或大产及生育过多，加之房劳伤肾，则肾气亏耗。肾主藏精而系胞，为奇经八脉所属。肾为元气之根，肾虚则八脉亦虚，以致带脉失约，不能为用，冲任失调，则不能系胞，而发此病。

凡妇人产后，皆为气血不足之时，尚过早活动、劳碌，又产后血虚便秘，或脾肾两虚，均可导致子宫下垂或脱而不能复固。

在对本病的治疗上，中医提出："虚者补之。陷者举之"的方法为治。如补中益气，升阳举陷。若肾气虚者，当佐以补肾固脱为法。

【病例一】

夏女，45岁，初诊日期1987年4月。

病史：患者身体素虚，产后失于调养，工作繁重劳累，体质每愈下降，月经不调量少，白带多，小腹时有下坠感，后经妇科检查为子宫脱垂。

证见：头晕，心悸气短，纳减，体倦无力，腰痛，四末不温，侵寒，面色苍白无华，语声低沉懒言，舌质淡，脉沉细无力。

证属：中气下陷，脾肾阳虚。

治则：升提中气，健脾补肾为法。

方选：补中益气汤加味为治。

方组：人参6g，白术10g，黄芪20g，升麻6g，柴胡10g，陈皮10g，炙甘草10g，当归10g，海螵蛸10g，鸡内金10g，玫瑰花10g，肉桂6g，山药10g，桑寄生15g。

【病例二】

崔女，47岁初诊日期1982年3月

素体气虚，头晕，心悸气短，食纳一般，身倦无力，故平时多食补品补剂。六年前曾患此病，经服药治疗已愈后。1982年子宫脱垂症复发。

证见：精神尚可，食纳一般，头晕心悸，形体消瘦，面色无华，语声低微，肢冷畏寒，舌质谈，舌苔白，脉细数无力。

证属：中气不足，气虚下陷。

治则：补中益气，升阳举陷为法。

方选：补中益气汤加味为治。

方组：黄芪30g，党参20g，白术10g，升麻6g，柴胡10g，大枣5枚，炙甘草6g，当归10g，炒枳壳6g，阿胶10g，生姜3片。

证例虽多，仅举二例，凡此一症，均应以补中益气汤治其本，子宫脱垂或脱出皆属于标，故重在补中益气，升举清阳，随症加减，均可取得良好的效果。

补中益气汤为李东垣《脾胃论》主方。具有补中益气，升阳举陷的功能。适用于脾胃气虚，食少，神疲，身热器寒及久泻久痢，脱肛，胃下垂，子宫下垂及内脏下垂等。同属中气下陷，脾胃气虚所致。虽同属气虚下陷，临床上，由于兼证不同，可根据情况加减调治。如病例一，因兼有肾阳虚衰，故加肉桂，以壮肾阳。多带，郁烦，佐加玫瑰花，以和血解郁，海螵蛸、山药健脾补肾止带。

病例二气虚下陷，兼气虚不能摄血，故于方中加阿胶，以补血之不足，枳壳尚能使内脏平滑肌收缩有力，且枳壳理气中可促使肌张力增加。

7 妇人脏燥

妇人脏燥症，多引鉴《金匮要略》妇人杂病篇云："妇人脏燥，喜怒无常，无故自悲伤，此为脏燥。以甘麦大枣汤主之。"然妇人多郁，此为一见证，其病因多以情志不舒，郁怒过度而使五脏之间互为影响，导致脏腑间功能紊乱，而诸病作矣。朱丹溪曰："气血冲和，百病不生，一有怫郁诸病生焉。"又曰："故人身之病，多生于郁，而又有六郁的立论。"

凡此证临床表现为：妇人精神恍惚，病发无故自悲伤，或哭泣叫嚷，或嘻笑自乐，更有吵闹躁动，夜眠不安或默默不语，不知饮食，情绪多不能自我控制。

【病例一】

马女，51岁，初诊日期1989年3月。

患者一天发作数次，哭笑无常，神昏，胡言乱语，心悸气短，时时躁烦，入夜不眠，发病近一周，经某医院诊断为神经官能症，服药仍不见好转，舌边红，舌苔白微腻，脉弦细而数。

证属：肝郁不舒，肝火扰心。

治则：清肝解郁，安神宁智为法。

方选：四逆散加味为治。

方组：柴胡10g，枳实10g，白芍10g，甘草10g，香附10g，青皮10g，合欢皮10g。

解：四逆散为舒肝理气解郁之方，加香附青皮，可增强解郁之功，方中合欢皮用于一切郁证，且可令人神爽，若兼见月经不调时，可于方中加归尾、桃仁、红花、丹参、玫瑰花为治。若纳差加鸡内金、焦三仙；若呃逆不止时可分辨是寒呃还是气滞，若为寒呃方中加丁香柿蒂汤；若为气滞血瘀时，加服旋覆代赭石汤合桃红四物汤为治，均可取得良好的效果。

【病例二】

李女，42 岁，初诊日期 1992 年 4 月。

其家人代诉，因其夫妻不和睦，经常吵闹，则往往心闷心悸，委屈时则哭泣，食纳减，夜不眠，经常有寻死和上吊的念头，并且经家人发现而解脱。

证见：头痛，口干且苦，情志不定，烦躁好哭，胸闷胀不欲饮食，月经不调，错后二十天方至，嘈杂吞酸，大便秘结，小便色黄，头晕耳鸣，舌质红舌苔黄，脉弦数。

证属：气郁化火，肝火扰心。

治则：清泻肝火，解郁清心为法。

方选：加味逍遥散为治。

方组：当归 10g，白芍 10g，柴胡 10g，茯苓 10g，白术 10g，生甘草 10g，栀子 10g，黄连 6g，生龙牡各 10g，合欢皮 30g，玫瑰花 10g，丹皮 10g，元参 10g。患者服药后口渐好转，服药七剂，月经来潮，血色发暗，精神好，食纳尚可，二便正常，亦不烦躁，继服药七剂，诸病痊愈。

凡本病患者，在发病前，应考虑血虚和气郁引起的月经不调，凡妇人之郁，贵在解郁调经，经下自妄，逍遥散为首选方。根据其他所见的兼证进行调整配伍，均可恰到好处。方中加合欢皮、玫瑰花，解郁为佳，玫瑰花和血，解郁除烦，两者合用效果显著。

【病例三】

田某，女，27岁。

患者素体虚弱，月经赶前错后，经期紊乱，月经量少，精神内向，不爱笑和活动，发病前由于情绪波动，多郁且烦躁和哭泣。

证见：精神恍惚，悲忧欲哭，食纳减，心悸气短，很难入睡，失眠多梦，二便尚可，月经赶前，经量少，舌苔薄白，脉弦数无力。

证属：营血不足，心气阴虚。

治则：补益营血，补气阴为法。

方选：生脉饮合甘麦大枣汤为治。

方组：人参6g，麦冬10g，五味子10g，甘草10g，浮小麦30g，大枣5枚，合欢皮20g，当归6g。

患者服药效果甚佳，服药七剂而愈。凡气血不足之人，久郁伤神，或为气阴不足，或为阴血暗耗，故在治疗上应重视补益气阴和营血，气阴及营血复固，则病即可愈。

8 阴肿瘙痒

临床可见妇人自诉阴郁肿痛及瘙痒，而又经久不愈者，确为难言之苦。然妇人之阴户为肝经之分，古人曰：“厥阻经环阴器”，又如《妇人良方》曰："妇人阴内痛痒，内热倦怠，饮食少思，此肝脾郁怒，元气亏损，湿热所致。"又曰："若阴中有虫痒痛，亦属肝本。"综上所述，在本病的病因病理变化上，为脾虚不能化湿，则湿从内生，肝经郁热与湿相搏所致，风热湿毒合邪，湿热流注下焦，以致妇人阴器肿痛或瘙痒。另外由于平时不注意卫生或接触性感染的因素。故亦有内湿，外湿，内外合邪而湿热下注所致。凡见此症，当以清热解毒利湿为法，佐以消肿祛风止痒，则病之可愈。

方组：茵陈 20g，苦参 6g，大黄 3g，黄柏 6g，黄连 6g，皂刺 6g，乌蛇 6g，防风 10g，地肤子 10g，蛇床子 10g，元参 10g，滑石 10g，生甘草 6g。方解：茵陈、大黄清热利湿，可清泻大肠之热；黄柏、黄连、苦参，苦能燥湿，解毒止痒；蛇床子、地肤子、乌蛇解散风止痒；皂刺、防风、滑石、生甘草能消肿散结，祛风化湿利尿，故而奏效。

9 梅核气

妇科临床上常见梅核气一证。病人主诉曰，口中如有物，吐之不出，咽之不下。中医谓之曰："梅核气。"若能除外其他器质性占位疾患，本病与临床上所说的“咽部神经官能症”，极为相似。

故中医又认为本病为气结痰凝所致。经曰：“妇人咽中如有物，吐之不上，咽之不下，半夏厚朴汤主之。”病因病理上，凡怒则伤肝，思则气结，以此为依据亦可兼见他证。“肝喜条达”，若肝失条达，则可导致肝气郁结，气郁又可导致气滞血瘀，若血瘀偏重时又可形成气滞血瘀的病理变化。

【病例】

姜女，34岁，初诊日期1986年4月。

主诉发现咽中导物感，已半年。曾服用西药，按咽炎，神经官能症等治疗两个月无效。

兼证：头晕心悸，烦躁，口干苦，食纳一般，两目干涩，视物不清，尿赤便干。余思而视，诸药不效，莫非“血府”血瘀。且有头痛，胁痛之感，当以王清任的血府逐瘀汤为治。

证属：头晕痛、胸胁胀满，串痛，心悸而烦，失眠多梦，脘痞满，纳少，咽喉中如有物，吐之不出，咽之不下，尿赤便不爽，时干结。舌淡红，舌边瘀斑不甚明显，脉沉细无力。

证属：气郁血瘀，湿痰梗阻于咽。

治则：理气解郁，宽胸化痰为法。

方选：血府逐瘀汤为治。

方组：当归 10g，生地 10g，桃仁 10g，红花 10g，枳壳 10g，赤芍 10g，柴胡 10g，甘草 10g，桔梗 6g，川芎 10g，牛膝 10g，连服七剂。

患者服药大效，头痛止。胸满痛除，咽喉中异物感已不明显，自诉病已愈八成。再诊依前方加合欢皮 20g．继服七剂而愈。

中医临床上以血府逐瘀汤为用，血府乃心也。然血瘀一证，可发生于机体中的任何一个部位，凡癖血之证必有血瘀的存在和见证。

虽本证患者舌上瘀斑不甚明显。但以痛为癥，头痛可为血瘀所致。胁胀且痛亦可视为气滞血瘀，故皆可同治于活血化瘀。

从血府逐瘀的组成分析，王清任在实践中，认识到瘀血的实质和广泛性，总结五十种瘀血证，并提出根据不同部位的瘀血进行针对性的治疗。《医林改错》中曰：“立血府逐瘀汤，治胸中血府血瘀之症。”

临床血瘀之证，多见头痛，胸痛日久不愈反复发作，痛如针刺刀割，固定不移，或呃逆日久，或吞咽不利，或胸中烦热，或夜晚发热，心悸失眠，急躁易怒，常见舌质暗红，且有瘀斑瘀点、口唇、两目、面部晦暗，脉涩或弦紧。

方中桃仁为活血祛瘀之品，红花入心肝二经，能活血通经止痛；川芎入肝胆二经，能行气开郁；赤芍入肝脾二经，可行瘀止痛，凉血消肿，四药配伍活血逐瘀力强。

柴胡入肝胆二经，和解少阳，疏肝升阳为长，而入藏血之脏，舒肝解郁，畅达气血，能解血府之热。

桔梗入肺胃二经，开宣肺气，祛痰排脓而主胸胁刺痛，亦可载药上选胸中。

枳壳主入肺，脾及大肠经，宽中下行，行痰消积。

牛膝入肝肾二经，主祛风利湿，通经活血，川牛膝善能行血，通利经脉，引血下行。

当归入心肝脾经，为补血和血之要药。生地入心肝肾经。重在滋阴凉血养血，以制约理气药之辛散，更可护阴以防阴伤。甘草调和诸药为用。全方合用活血、祛瘀，散结，理气止痛。此外在临床应用上，针对胸部疼痛时，则本方可重用赤芍、柴胡，并佐加青皮、白芥子意在活血中佐以行气，降气效果更好。凡脘腹疼痛时，于本方中重用桃仁、红花，并佐加乳香、乌药、香附、炙没药以增强活血化瘀理气止痛的疗效。凡属腰以下诸痛，于本方重用牛膝、月参、桑寄生，除可引药下行，还可达到益下焦肝肾的作用，尤以丹参功兼四物为用。凡胃气上逆之症或呕吐时，方中加代赭石、旋覆花，可降逆止呕，凡肝脾大的见证，可佐加三棱、莪术为治。取棱莪长于行气消瘕积之功效。凡风湿及心脏患思，可于方中加全瓜蒌薤白头为宜。凡午后潮热，加丹皮、鳖甲、地骨皮清退虚热。凡肝阳上亢之头痛，加石决明、明天麻、菊花、双钩藤以达镇肝汗阳、而使肝阳不亢，瘀去自安，在不违背本方的立法前提下，应用这些方法的灵活运用，是基于中医辨证治疗，加减运用奏效。

10 神经血管性头痛

凡妇人产后失调，病发偏头痛一证，即为神经血管性头痛。诱因很多，本病与湿痰有关，加之邪风内袭，久则郁而化火，有左痛而忽移右，或右痛移于左。此谓风火击动痰湿之气，故痛而左右互移，此多令人失明。

文献资料报道中，凡神经血管性头痛的发病率女性发病率高于男性，而青春期月经来潮或月经后期发病，或产后失调，逢气血虚之时风邪乘之。

中医认为神经血管性头痛，有轻、重、虚、实、寒、热之分。如《诸病源候论》曰："浅而近者名曰头痛，深而远者名曰头风。"凡六淫之邪外袭，上犯巅顶，邪气稽留，阻抑清阳或内伤诸疾，导致气血逆乱或瘀血闭阻经络，脑失所养，均可发生头痛。

在病因病理上，神经血管性头痛，多源于肝阴素虚而不能制约肝阳，则肝阳亢逆于上，又郁怒伤肝，气郁化火，阴血暗耗，阴不制阳，肝阳暴亢上犯清窍所致。

在病因病理变化上，不仅与人体的奇恒之府关系密切，而常因肝、脾、肾三脏失调，如肝失器养或肾水不足，水不涵木，两者均可导致肝阳上亢或头痛不已。

困于脾者，多因劳伤过度，饮食失节，气血生化不足，不能上荣脑髓，脾失健运，聚湿生痰，痰浊上扰清窍，阻遏清阳，精阳不升，浊阴不降，发为头痛。总之病因不外乎阴阳失调，气血逆乱，瘀阻脉络，脑失所养为患。

从经络分布看，后头痛及项部属太阳经病。前额延及眉棱骨部属阳明经病。两侧太阳穴届属少阳经病。巅顶属厥阴经病。而本病提示我们，应重视少阳经与厥阴经的部位相近。

凡瘁疾头痛，疼痛较剧，外邪头痛，属实证。治当以祛邪为主。痼疾头痛，时痛时止，多为内伤所致，多为气血不足，虚证居多。

偏头痛病在少阳与厥阴，兼有湿痰，为风邪外侵，久则郁而化火，痛左右互移，凡此头痛令人失明。

【风寒头痛】

主证：头痛遇寒则痛，痛连项背，恶风寒，口不渴，舌苔白，脉浮紧。

治则：疏散风寒为法。

方选；川芎茶调散加味为治。

方组：川芎 10g，薄荷 10g，羌活 6g，生甘草 6g，白芷 10g，细辛 3g，防风 10g，荆芥 10g，藁本 3g。

本方重在祛风散寒，方中川芎为治头痛要药，合防风、羌活、白芷、细辛辛温上行以散头风之痛，凡巅顶之痛以藁本为用。

【风热头痛】

主证：头痛欲裂，面红目赤，口渴欲饮。发热恶风，尿赤便干，舌苔黄，脉浮数。

治则：清热散风为法。

方选：桑菊饮加三黄泻心汤为治。

方组：桑叶 10g，菊花 10g，杏仁 10g，生甘草 10g，桔梗 10g，芦根 30g，连翘 10g，薄荷 10g，黄芩 10g，黄连 6g，大黄 6g，栀子 10g。

本方桑叶、菊花辛凉散风，治风热头痛要药，热重者，清三焦之热加三黄为治。

热邪除则痛去自安，若邪热伤津，大便燥结，亦可倍加大黄为急下存阴为用。

【风湿头痛】

主证：头痛如裹，肢体倦怠沉重，纳呆，不欲饮，胸闷，大便粘滞，小便不利，舌苔白腻，脉濡。

治则：除湿胜湿为法。

方选：羌活胜湿汤为治。

方组：羌活 6g，独活 8g，川芎 6g，炙甘草 6g，藁本 6g，防风 10g，蔓荆子 6g。

方中羌活、防风散风除湿，藁本散风寒止头痛，川芎引药入巅顶以奏捷效。

【内伤头痛】

主证：头痛而眩，左侧尤甚，心悸不寐或兼胁痛，面红口干苦，舌质红，脉弦有力。

治则：平肝潜阳为法。

方选：天麻钩藤汤加味为治。

方组：天麻 6g，钩藤 10g，生石决 30g，牛膝 10g，杜仲 10g，桑寄生 15g，菊花 10g，全蝎 6g。

方中天麻、钩藤为君，佐生石决以平肝熄风，牛膝、杜仲、桑寄生合用滋补肝肾以涵养肝木。菊花祛头风明目。全蝎祛风止痉挛之痛，其引药可直达巅顶，以除巅顶之痛。

【肾虚头痛】

主证：头空痛，且眩晕耳鸣，腰膝无力，男子遗精，女子带下，舌红，脉沉细无力。

治则：养阴补肾为法。

方选：六味地黄丸加味。

方组：熟地 10g，山萸肉 10g，山药 10g，茯苓 10g，泽泻 6g，丹皮 6g，杜仲 10g，寄生 15g。

方中熟地、山萸肉、山药，补肝肾益阴，丹皮、泽泻、茯苓谓之三补三泻，使补而不滞，加杜仲、寄生以调补肝肾，强筋骨，故肾阴得补，肝血充盈则病之可除。

【气血俱虚头痛】

主证：头痛多缠绵，反复发作，心悸气短，失眠多梦，食欲不振，倦怠无力，畏寒肢冷，舌淡，脉细无力。

方选：补中益气汤加味。

方组：人参 6g，白术 10g，黄芪 15g，升麻 6g，柴胡 10g，甘草 6g，当归 15g，陈皮 10g，细辛 3g，川芎 10g，菊花 10g。

本方取补中益气汤升阳举陷之功，若中气不足：补气血之亏虚，以养血熄风止痛，佐加细辛、川芎、菊花以促通经祛风止痛为用。

【痰浊头痛】

主证：头痛昏重，胸脘满闷，呕恶多痰，体怠无力，舌苔白腻，脉弦滑，或兼见尿赤便溏。

治则：化痰健脾，祛湿为法。

方选：二陈汤加味。

方组：陈皮 10g，半夏 10g，茯苓 10g，生甘草 6g，白术 10g，天麻 6g，白芷 10g，滑石 10g。

本方二陈汤，重在理气化痰，天麻平肝熄风，菊花、白芷清头风明目止头痛，滑石淡渗利尿，可除六腑之积热。此外凡头痛经久不愈，或痛无定处，且缠绵不已，兼见舌质紫暗，脉涩者，当以头痛九病入络，按瘀血论治，可用通窍活血汤为治。

六、妇科验案

1 痛经

例1：王某，女，26岁，西直门内大街，2010年1月4日初诊。

痛经，胸腹胀痛，大便不畅。脉缓舌红

辨证：脾胃失调，少腹寒凝

治则：健脾胃消导积滞温经散寒

方药：桃仁10g，红花10g，川芎10g，赤芍15g，当归15g，干姜10g，小茴10g，蒲黄10g，焦三仙30g，冬瓜子30g，香附10g，莱菔子10g，枳壳10g，火麻仁10g，熟大黄6g，海螵蛸10g，吴茱萸6g，大云10g，元胡10g，炙没药10g，甘松10g，生甘草10g，7付水煎服，日两次。

例2：张某，女，21岁，北京人。2011年10月13日初诊。

患者痛经，每次月经腹痛剧烈，12岁初潮，每次3–4天，月经有血块，白带多，伴烦躁，头晕乏力，恶心，背痛，梦多眠差，下肢凉。大便时干时稀，贫血（于北大一院查缺铁性贫血）。

查体：舌淡苔白，脉沉弱。

辨证：冲任失调，脾肾两虚。

治则：健脾补肾，温经散寒，调经止带。

方药：升麻10g，柴胡10g，党参10g，白术10g，黄芪30g，扁豆10g，山药10g，玫瑰花10g，地肤子10g，干姜10g，小茴香10g，海螵蛸30g，乌药10g，炙没药10g，桔核15g，麦冬10g，五味子10g，炙甘草10g，代赭石30g，杜仲10g，川断30g，生姜3片，大枣5枚。

7付水煎服，日两次，每次150ml。

10月20日复诊。

患者症状明显好转，继续健脾补肾，调冲任，上方加肉果8g，7付水煎服，日两次。

例3：南某，女，19岁。2011年9月15日初诊。

脚气重，纳差，心悸。

查体：舌红苔患者痛经，胃痛，恶心，月经延迟，14岁初潮，多带，神疲乏力，失眠多梦，白脉缓。

辨证：脾胃失和，少府寒凝。

治则：健脾和胃，温经养血。

方药：高良姜10g，香附10g，吴茱萸6g，黄连6g，砂仁 10g，陈皮 10g，片姜黄 10g，半夏 10g，薏苡仁 10g，鸡内金 10g，元胡 10g，干姜 10g，小茴香 10g，焦三仙 30g，海螵蛸 15g，蒲公英 10g，蛇床子 10g，地肤子 10g，甘草 10g。

例 4：尹某，女 23 岁，白云路，2011 年 9 月 15 日初诊。

患者痛经，月经色暗有血块，面部褐斑，尿赤便不爽。舌红脉缓。

辨证：湿热内蕴，血府血瘀。

治则：清热利湿，活血化瘀，调冲任。

方药：杏仁 10g，薏苡仁 10g，白蔻仁 10g，通草 10g，滑石 30g，竹叶 10g，厚朴 10g，半夏 10g，桃仁 10g，红花 10g，川芎 10g，赤芍 10g，柴胡 10g，桔梗 10g，枳壳 10g，牛膝 10g，当归 10g，生地 10g，秦艽 10g，合欢皮 10g，生姜 3 片，大枣 5 枚。

【按】原发性痛经是无盆腔器质性病变的痛经，多发生于月经初潮后的几年内；继发性痛经通常由器质性盆腔疾病所导致。根据临床中医证候，可将痛经分为气滞血瘀型、寒凝血瘀型、湿热瘀结型、脾肾两虚型。不通则痛，痛经病往往有少腹血瘀存在，故临床常用少腹逐瘀汤加减治疗，取得较好疗效。少腹逐瘀汤具有温经散寒，活血化瘀，调经止痛之功效。方中肉桂、小茴香、干姜温经散寒，当归、川芎、赤芍养血活血，蒲黄、五灵脂、没药、延胡索化瘀止痛，全方有温经散寒 化瘀通经止痛之功效，使寒散血行，冲任血气调和，则疼痛自止。

湿热内蕴可予血府逐瘀汤加三仁汤清热利湿、活血化瘀；伴胃痛可予高良姜、香附、吴茱萸、黄连；气血不足可予补中益气汤补气养血调经。辨证虚实，随症加减。

2 子宫肌瘤、附件炎

例 1：患者王某，女性，45 岁。河北省人。经人介绍来到我院专家门诊。经多家三级医院 B 超诊断为子宫肌瘤，直径 1.5cm 大小，伴有月经不调，慢性附件炎，白带增多，腰酸，腰痛，神情倦怠等症状，影响工作和生活。舌体胖质暗，脉沉细无力。辨属痰湿凝聚，气滞血瘀，治以活血化瘀，调经止带。自拟方化淤消癥汤，处方如下：茯苓 10g，橘皮 10g，半夏 10g，山甲珠 8g，红花 10g，桃仁 10g，芍药 10g，当归 15g，川芎 10g，党参 10g，麦冬 10g，五味子 10g，王不留 10g，炙芪 3g，蒲黄 15g，甘草 10g，蒲公英 10g，地丁 10g。该病人服药后即觉症状明显减轻，定期复诊，服用 64 剂后临床症状完全消失，B 超显示子宫肌瘤消失，跟踪复查 3 个多月没有复发。病人精神饱满，工作、生活恢复正常。

【按】从方剂组合分析：治疗原则以活血化淤，软坚散结为主，佐以行气化痰，兼调寒热。全方理法严谨，药证相符，方能恰到好处，药到病除。

例2：赵女士，35岁。2009年3月来我院就诊。症状为：月经量多1年余，比以往增加1倍以上，持续7—9天，伴身倦，乏力，气短，懒言，畏寒，肢冷。近两月来，症状有所加重，经量增多，色暗有块，小腹及乳房胀痛。察其面色晦暗，舌胖质暗，苔白，脉沉细。妇检发现子宫增大如孕50多天大，质硬，双侧附件正常。经B超检查显示为子宫肌瘤，大小约2.7×2.5×1.8厘米。

中医辨证为气虚血瘀症，治疗以补益气血，活血化瘀为法。处方如下：茯苓10g、白术10g、人参10g、黄芪20g、当归10g，女贞子10g、海螵蛸10g、桃仁10g、红花10g、川芎10g、赤芍10g、三棱10g、莪术10g、菟丝子10g、川续断10g。连续治疗2个月。2009年5月停药后复诊，月经已正常，面色红润，诸症均已消失。检查发现子宫已恢复正常，肌瘤消失。2009年7月随访无复发。

【按】妇人以血为用，患者月经量多，病久致气血虚弱，故症见神疲乏力、气短懒言，故与先补后攻、攻补兼施的方法。从方剂组合分析：治疗原则以补益气血，活血化淤，软坚散结为主，方中以茯苓、白术、人参、黄芪、当归、女贞子、海螵蛸等药物补气血之不足，用桃仁、红花、川芎、赤芍、三棱、莪术活血化瘀，软坚散结，佐如若肝肾不足可见腰膝酸软、潮热盗汗者，还可加菟丝子，川续断。全方理法严谨，药证相符，恰到好处。

3 不孕症

例 1：张某，女，30 岁，2010 年 2 月 4 日初诊。慢性妇科炎症，多伴腹痛，月经不调，停经，月经色暗伴块，婚后多年不孕。B 超辅助检查：输卵管不通，慢性炎症不愈。

辨证：血虚血瘀 少腹寒凝（经寒无子）。

治则：温经散寒补肾。

方药：当归 10g，川芎 10g，赤芍 10g，白芍 10g，熟地 10g，干姜 10g，小茴 10，生蒲黄 10g，黄芪 30g，女贞子 10g，山甲 6g，王不留 10g，路路通 10g，玫瑰花 10g，片姜黄 6g，乌药 10g，橘核 15g，覆盆子 10g，菟丝子 10g，生甘草 10g，10 付，日 2 次水煎服，连服 2 个月后怀孕。

例2：郝某，女，31岁，2009年6月26日初诊。主诉：月经不调量少，神疲，闭经，查：卵巢功能早衰不孕。脉沉细无力，舌红苔白咽（-）

辨证：脾胃不和，冲任失调。

治则：健脾补肾，调节冲任。

方药：当归15g，熟地15g，川芎10g，赤芍10g，干姜10g，小茴10g，生蒲黄10g，黄芪30g，女贞子10g，山甲6g，王不留10g，路路通10g，仙茅10g，淫羊藿10g，杜仲10g，川断10g，橘核10g，覆盆子10g，枸杞子10g，山萸肉10g，菟丝子10g，寄生15g，坤草10g，甘草10g，10付，日2次水煎服。

例3：张某，女，30岁，2010年2月8日初诊。月经不调淋漓不尽，腹痛，多块，妇炎不愈。舌红脉沉。

辨证：脾肾不足，气血失调。

治则：益气健脾，补肾调经。

方药：补中益气汤加减。升麻10g，柴胡10g，白术10g，党参10g，黄芪30g，内金15g，砂仁10g，陈皮10g，半夏10g，当归10g，海螵蛸15g，三七6g，阿胶10g，蛇床子10g，地肤子10g，小茴10g，炮姜10g，蒲黄炭10g，杜仲炭10g，炙草10g，生姜3片，大枣5枚。10付水煎服。复诊2方，治以益气健脾补肾调经，当归15g，熟地15g，川芎10g，赤芍10g，白芍10g，炮姜10，小茴10g，生蒲黄10g，黄芪30g，女贞子10g，菟丝子

10g，覆盆子 10g，玫瑰花 10g，川断 10g，杜仲 10g，桔核 15g，荔枝核 15g，海螵蛸 15g，淫羊藿 10g，寄生 10g，炙草 10g。

【按】在临诊中要特别强调辨证。辨证是中医诊病的精髓，辨证的准确与否，直接影响到治法的确立及方药的选择、疗效的结果。

利用少腹逐瘀汤加减治疗取得较好效果。

一、分析病因病理变化，主要由于脾肾两虚，冲任二脉受损，生理及病理变化上大同小异。

1. 脾肾气血不足。

2. 肾虚月经不调。

3. 血虚——阴虚血亏；血虚寒凝。

以上等因素并存，导致经寒无子。

二、用药针对性较强，依据临床发生不孕的原因不同，发生疾病的种类不同，治疗时的侧重亦有所不同。妇人以血为本，先天亏肾，后天脾胃失调，（用药方面）在此，本方多有临时加减变通，属于针对性强效果稳定。中气不足，气不摄血，月经淋漓不尽，选补中益气的药物，以达治本。妇科的慢性炎症是引起不孕的因素，应消除妇炎。分析不孕、胎停孕、先兆流产，方药的选择也都有针对性的药物选择。血虚易形成大便不通，笔者以冬瓜子 30，火麻仁 10g 及少量的军嘴。如需保胎，防止先兆流产选方加黄芩，白术，杜仲，川断，寄生，野灵芝，山药，是健脾肾壮腰膝。

4 妊娠咳嗽

李某，女，32岁，2009年11月16日初诊。患者怀孕40天，今查尿HCG阳性，现咳嗽，无痰，恶心，呃逆，口干苦，腹痛，腰痛，多带，自觉有流产征兆，舌淡红苔薄白，脉尺滑而不实。中医辨证：脾肾两虚，感受外邪，邪在肺胃。

治则：补肾安胎，扶正清肺，调理脾胃，处方如下：黄芪10g，黄芩10g，白术10g，女贞子10g，前胡6g，苏梗10g，砂仁10g，桑寄生15g，杜仲10g，杏仁10g，炙甘草10g，生姜3片，大枣5枚，7剂，水煎服，日二次。

2009年11月30日二诊：患者咳嗽消失，恶心明显减轻，无呃逆，口干苦减轻，腹痛、腰痛减轻，舌淡红苔薄白，脉尺滑而不实。继服前方加内金10g，7剂加强消食健脾，后症平。

【按】《医宗金鉴·妇科心法要诀》曰："妊娠咳嗽，谓之子咳。咳久每致伤胎。"《校注妇人良方》曰："咳久不愈者，多因脾土虚而不能生肺气，而腠理不密，以致外邪复感；或因肺气虚不能生水，以致阴火上炎所致。治法当壮土金，生肾水为善。"妊娠咳嗽乃因妊娠阴虚肺失濡润或痰火上扰肺失宣肃所致。因其咳发于妊娠期间，尤须注意胎孕。

该患者素体脾肾不足，脾虚卫外不固，肺气不充，腠理不密，易感外邪，外邪入里，加之妊娠血聚养胎，肺失濡润，阴虚肺燥，外邪入里化热，终致肺热内蕴，肺失清肃而咳。若久咳不已，肺病伤肾或肾本素虚，均可致肾虚失固，冲任失调而胎儿不保。张老用黄芩清金安胎，杏仁、前胡肃肺止咳，黄芪、白术健脾益气安胎，苏梗、砂仁宽中利气、醒脾化湿，女贞子滋养阴液，桑寄生、杜仲补肾安胎，甘草调和缓急，生姜、大枣和胃健脾。全方共奏清肺养阴，健脾补肾，和中安胎之功，疗效颇佳。

5 卵巢囊肿

李某，女，23岁，2010年11月25日初诊。主诉：月经不调，每月淋漓不尽，量少，色淡而稀，少气懒言，说话多了就气短，头晕，眼酸，平素饮食少，手足冷，咽炎，白带多，颈痛半年余，二便尚可。既往史：附件囊肿，2009年11月10日彩超示左附件2.9×3.1cm，2010年6月13日示左卵巢2.2×1.7cm。查体：形体消瘦，舌红苔白，尖红，脉沉细无力。证属脾肾两虚，心阴不足，冲任失调。

治则：健脾补肾调冲任。补中益气汤加减。

升麻 10g，柴胡 10g，党参 10g，白术 10g，黄芪 30g 陈皮 10g，焦三仙 30g，当归 15g，桔梗 10g，牛蒡子 6g，半夏 10g，云苓 15g，桂枝 10g，鸡内金 10g，荔枝核 15g，橘核 15g，黄连 6g，生石膏 30g，公英 10g，地丁 10g，海螵蛸 15g，甘草 10g。15 付，日 2 次水煎服。

2010 年 12 月 9 日复诊。患者自诉症状好转，月经量少，纳差不饿。辨证：脾胃不和，冲任失调，继以健脾补肾。

方药：香附 10g，吴茱萸 6g，桔梗 10g，牛蒡子 6g，陈皮 10g，半夏 10g，茯苓 10g，内金 15g，焦三仙 30g，当归 10g，川芎 10g，赤芍 10g，熟地 15g，山萸肉 10g，山药 10g，坤草 10g，干姜 10g，合欢皮 10g，小茴 10g，生蒲黄 10g，甘草 10g。12 付日 2 次水煎服。一个月后复查腹部彩超示卵巢囊肿明显缩小，左附件 1.9 × 1.1cm。继服药三个月痊愈。

【按】卵巢囊肿是妇科临床常见病、多发病，是卵巢良性肿瘤的一种，多呈囊性。中医学虽没有卵巢囊肿之称，但依据该病的临床表现，可归于中医学癥瘕、积聚、肠覃等范畴。现代医学认为，卵巢囊肿的发病与盆腔炎反复发作、环境、内分泌、病毒、遗传等诸多因素有关。临床卵巢囊肿多从肝论治。

各种病因导致女子气血失调而生癥瘕。发病特点多为正气不足、素体虚弱，或经产感邪，或脏腑功能失调，迫及冲任，冲任气血失调，阻滞而发，病势缠绵。其发病原因虽多，但主要病理环节痰结、血瘀。

癥瘕的形成多因正虚邪实，邪与血气相搏结，日久而成，因而扶正祛邪在癥瘕的治疗中非常重要。卵巢囊肿临证要分清虚实，根据患者的具体病情，进行辨证论治。用少腹逐瘀汤治疗卵巢囊肿，少腹逐瘀汤有活血祛瘀，温经止痛的功效，疗效显著。

6 妇人痹证

刘某，女，23岁，该患者人流术后，失于调理，一诊时腰背疼痛，需服用止疼药，行走困难，畏寒喜暖，心悸气短，神疲乏力，纳食一般，大便不畅，小便尚可，舌淡暗苔薄白，脉沉细无力。西医明确诊断为强直性脊柱炎。张老中医辨证为脾肾两虚、风湿阻络，治疗以健脾补肾、调理气血、祛风通络为法。

处方如下：党参10g，麦冬10g，五味子10g，鸡内金10g，砂仁10g，牛蒡子10g，焦三仙30g，云苓30g，桂枝10g，防风10g，细辛3g，炙没药10g，秦艽10g，二活各10g，当归10g，川芎10g，桑寄生15g，熟地10g，鸡血藤30g，桑枝15g，海螵蛸20g，杜仲10g，生甘草10g，干姜10g，麻黄1g，15剂，水煎服，日二次。另药渣每日泡脚30分钟。

二诊，患者腰背疼痛略有减轻，间断服用止疼药，行走较前好转，畏寒喜暖、心悸气短、神疲乏力减轻，感胃脘疼痛，纳食不振，大便不畅，小便尚可，舌淡暗苔薄白，脉沉细无力。中医辨证：脾胃失和、脾肾两虚，治疗以健脾和胃、调理气血、补肾通络为法。

处方如下：高良姜10g，香附10g，吴茱萸10g，鸡内金10g，合欢皮10g，云苓15g，桂枝10g，防风10g，细辛3g，秦艽10g，当归10g，焦三仙30g，赤芍10g，干姜10g，炙没药10g，蒲公英10g，地丁10g，黄芪30g，川断10g，桑枝10g，海螵蛸15g，杜仲10g，桑寄生15g，生甘草10g，15剂，水煎服，日二次。另药渣每日泡脚30分钟。

一月后，该患者腰背疼痛减轻，偶尔服用止疼药，行走较自如，无明显心悸气短、神疲乏力，无胃脘疼痛，纳食尚可，二便尚可，舌淡红苔薄白，脉沉细。继用前法巩固。

【按】妇人以血为用，该患者小产伤及气血，内腰肾胞脉受损，四肢百骸空虚，筋脉关节失养，外营卫失调，腠理不密，加之其起居不慎，风、寒、湿邪乘虚而入，留着经络、关节，使气血运行受阻，瘀滞筋骨作痛。此类患者治疗原则以调补脾肾、充养气血为主，而调补脾肾中尤为重视健脾和胃。认为脾胃充盛，后天充实，生化充足，气血旺盛，则脏腑百骸充养，肝肾血脉充实，腰腑胞脉得到滋养，筋脉关节得到濡润，终使气血流畅，有助血行风灭、逐寒祛湿。正如《沈氏女科辑要笺正》云："此证多血虚，宜滋养，或有风寒湿三气杂至之痹，则养血为主，稍参宣络，不可峻投风药。"临床常用独活寄生汤加减进行治疗，用独活、防风、秦艽、细辛祛风除湿、散寒止痛，党参、茯苓、甘草健脾益气，鸡内金、焦三仙、砂仁消食和胃，当归、川芎、熟地、赤芍养血和血，杜仲、川断、桑寄生补益肝肾。另常加干姜增补温阳，炙没药活血舒筋，鸡血藤养血通络，桂枝、桑枝通达经络，黄芪益气扶正，海螵蛸燥湿利节，麻黄开腠理以达表。痹证日久，易舍心脉，故常有党参、麦冬、五味子益气养阴，扶正固本，先安未受邪之地。张老之法，注重调理脾胃，充盛气血，补益脾肾，兼以祛风，顾全大局，良效颇多。

痹证是由于风、寒、湿、热等外邪侵袭人体，闭阻经络，气血运行不畅所导致的，以肌肉、筋骨、关节发生酸痛、麻木、重着、屈伸不利，甚或关节肿大灼热等为主要临床表现的病证。痹证发生的外因主要是感受风、寒、湿、热之邪，而素体虚弱，正气不足，腠理不密，卫外不固则是痹证发生的内在因素。正如《灵枢·五变》曰："粗理而肉不坚者，善病痹。"《济生方·痹》亦说："皆因体虚，腠理空疏，受风寒湿气而成痹也。”因痹证总由感受风、寒、湿、热所致，故临床分为风寒湿痹及风湿热痹，又由于邪气偏盛分为行痹、痛痹、着痹。其基本治则为祛风、散寒、除湿、清热及舒经通络。因痹证日久，容易出现：一、气血运行不畅，瘀血痰浊阻痹经络；二、病久气血耗伤，出现气血亏虚、肝肾亏虚的症候；三、痹证迁延，反复感邪，内舍脏腑。故后期治疗常适当配伍补益正气之剂。

7 脑垂体瘤

患者魏某，女，31岁。工作单位：机械电子工业部设计院。

发病情况介绍：病人1990年以来，经常头晕心悸，发胖并伴有月经紊乱，并于1991年8月20日，住北京医科大学第一医院检查治疗，初步检查如下：病人因肥胖乏力，伴月经紊乱，体重120kg，身高159cm，体重指数48.80，右侧偏盲。左眼裂，瞳孔略小。

诊断：肥胖查因：①下丘脑病变，性质待定。②转神经内科，随诊。③3个月后，可复查脑垂体CT。

患者于1993年8月20日来我院中医科专家门诊就医。

查：患者面色无华，精神疲困，头时晕且重，肢体酸楚沉重，行动乏力，心悸，口干欲饮，食纳尚可，腰痛失眠，经期紊乱，已半年多未至，尿黄，大便尚可，脉滑而数，舌质红，苔白腻厚。外形浮肿且胖，体重为140kg。

诊断：脑垂体瘤、肥胖病、闭经。

辨证：冲任失调，湿热内蕴。

治则：调冲任，清化湿热。

方药：桃仁10g，红花10g，川芎10g，赤芍10g，坤草15g，泽兰10g，陈皮10g，半夏10g，茯苓10g，生甘草10g，滑石15g，牛膝10g，苏木10g，瞿麦10g，夏枯草10g。

7剂，早晚水煎服1次。

二诊：1993年8月27日。

患者服药后，精神好，头晕减轻，食纳尚可，仍体倦无力，二便尚可，心悸，咽不利有痰，偶腹痛，多带。脉证同前，余将前方做调整如下。

方药：桃仁10g，红花10g，川芎10g，赤芍10g，坤草15g，泽兰6g，三棱10g，莪术10g，苏木6g，陈皮10g，半夏10g，云苓20g，桂枝6g，瞿麦10g，滑石10g，生甘草6g，全虫3g。

7剂，每日早晚水煎服1次。

三诊：1993年9月3日。

患者服药后，第六天月经来潮，血量不多，色紫，腹痛，腰痛，体倦无力，食纳一般，头时晕痛，精神尚可，行动迟缓乏力，二便尚可，失眠多梦，脉沉细无力，舌质淡，苔白。

诊断、辨治同前。

方药：云苓 20g，桂枝 6g，白术 10g，生甘草 10g，合欢皮 10g，陈皮 10g，半夏 10g，焦三仙 30g，滑石 10g，瞿麦 10g，全蝎 6g，当归 10g，丹参 15g，夏枯草 15g。

7 剂，每日早晚水煎服 1 次。

四诊：1993 年 9 月 12 日。

患者服药后，自觉症状好转，精神好，食纳尚可，二便正常，头晕减，眠尚可，腰背酸痛大减，下肢活动较前有力，腹胀，白带甚多。脉沉细数，舌苔薄白。

辨治同前，依前方加减为治。

方药：云苓 30g，桂枝 10g，白术 10g，生甘草 6g，合欢皮 10g，陈皮 10g，半夏 10g，焦三仙 30g，瞿麦 10g，当归 10g，夏枯草 15g，海螵蛸 10g，炮姜 6g，苍术 10g。

7 剂，早晚水煎服 1 次。

五诊：1993 年 9 月 21 日。

患者服药后，精神好，食纳尚可，二便正常，自觉症状明显好转，体重下降至 130kg。

辨治同前，效不更方，依前方取药 7 剂，每日早晚水煎服 1 次。

六诊：1993年10月5日。

患者服药后，精神好，食纳尚可，二便正常，眠尚可，诸症明显好转，月经适时下，且经量、血色正常，亦无腰痛及腹痛症状，白带仍较多。

脉证同前，原方加减为治。

方药：云苓30g，桂枝10g，白术10g，生甘草6g，陈皮10g，半夏10g，瞿麦10g，海螵蛸10g，椿根皮10g，炒薏米10g，坤草10g，夏枯草10g，白花蛇舌草10g。

7剂，隔日水煎服1次，早晚分服。

七诊：1993年10月19日。

患者服药后，诸症明显好转，无其他明显不适感。体重逐渐减轻，精神好，食纳尚可，月经适时而来，白带有所减少，后仍用此方为主，两年多来，体重已降至85kg，同时经脑CT证实，其脑垂体瘤已消失。

【按】古人认为，肥人多湿痰。本例患者以多湿多痰为临床特点，二陈汤为临床治痰主方。肺为贮痰之器，脾为生痰之源。而患者，在上为痰，在中脾失于运化，湿不化而与热结为痰湿，下则仍以湿痰为治，治在调理冲任，故重在调经止带。从本例患者的早期诊断，脑垂体瘤虽为占位，实属标症，而本源在痰与湿为患。在除湿化痰的前提下，采用二陈汤合苓桂术甘汤或苓桂姜甘汤为主，达到标本同治的目的，故能奏效。患者不但体重恢复到比较正常的水平，而且脑垂体瘤的占位全部消失。

8 子宫肌瘤

患者赵某，女，40岁。住址：北京。

发病情况介绍：患者于1995年10月12日，在解放军262医院，作妇科检查，经B超证实，患者为双子宫，右侧子宫为5.6cm×5.0cm×3.1cm，内部回声均匀，左侧子宫为6.3cm×5.6cm×4.8cm，其下段似可见直径2.3cm后位回声团，双附件未见明显异常。

诊断为双子宫，左子宫肌瘤。

1996年3月4日，经宫腔镜和B超联合检查，诊断为子宫肌瘤。

1996年3月18日在复兴医院，取左、右子宫内膜做病理检查。结果为：增殖期子宫内膜，部分内膜下附平滑肌组织，另见少量宫颈组织。

1996年3月4日，新街口医院查：双子宫，左侧子宫早期肌瘤可能性大。

患者于1996年6月30日来我院中医专家门诊就诊。

查：患者面色无华，精神疲困，食纳尚可，心悸气短，腰痛、腹痛，月经量多，或淋沥不尽，失眠多梦，尿赤便干。脉象弦细无力，舌质淡红，苔白。

诊断：子宫肌瘤、月经过多。

辨证：冲任失调，气滞血瘀。

治则：活血化瘀，益气健脾，调冲任。

方药：莪术 6g，黄芪 15g，当归 10g，党参 10g，白术 10g，炮姜 10g，血余炭 10g，艾炭 10g，生甘草 6g，云苓 13g，桂枝 6g，阿胶 10g，合欢皮 10g，元胡 6g，寄生 15g。

7 剂，早晚水煎服 1 次。

二诊：1996 年 7 月 8 日。

患者服药后，诸症明显好转，精神好，食纳尚可，月经量色适中，腹痛及腰痛大减，睡眠仍不实，两日后月经闭止，亦无其他明显不适感，二便正常。脉象缓平，舌质淡，苔薄白。

诊断：子宫肌瘤。

辨证：气滞血瘀，气血两虚。

治则：益气养血，活血化瘀。

方药：党参 15g，白术 10g，云苓 10g，生甘草 10g，当归 10g，白芍 10g，赤芍 10g，熟地 10g，莪术 10g，元胡 6g，皂刺 6g，牡蛎 10g，海螵蛸 10g，合欢皮 10g，寄生 15g。

7 剂，早晚水煎服 1 次。

三诊：1996年7月16日。

患者服药后，精神好，食纳佳，二便正常，腹部偶痛，睡眠尚可，尿赤便干，白带色黄，脉缓平，舌质淡红，苔微黄。

诊断：子宫肌瘤。

辨证：气滞血瘀成癥。

治则：健脾益气，散结消癥。

方药：桃仁10g，红花10g，川芎10g，赤芍10g，莪术10g，内金10g，茯苓10g，白术10g，焦三仙20g，滑石10g，合欢皮10g，牡蛎15g，熟大黄3g，当归15g，皂刺6g，黄芪10g。

7剂，早晚水煎服1次。

四诊：1996年7月25日。

患者服药后，诸症明显好转，无其他明显不适感，月经适时来，经量尚可，伴有少量紫色血块，亦无明显腹痛，精神好，食纳佳，二便正常，脉证同前。依前方取药7剂，隔日服1剂。

五诊：1996年8月15日。

患者服药后，精神好，食纳佳，无其他明显不适感。病人要求改服丸药，即用前方配丸药为治。患者于1996年11月21日经B超复查证实，子宫肌瘤占位消失，即中止服药。

【按】张景岳曰：“瘀血留滞作癥，惟妇人有之，其病或因经期，产后……气逆而血留”。或忧思伤脾，脾虚而血滞。或因劳伤，积瘀气弱而不行。提示本病之病机错综复杂。

治疗本病时，如气血尚足而正气未衰时，应采取先消后补的方法为治，即活血化瘀消癥，消其大半，当知癥消邪去，正气更能得以复固。可用桃仁、红花、莪术、苏木、土鳖虫等药。

凡久病体虚或因病失血过多时，中气不足，气不摄血，治当以补气摄血，重用参芪升阳益胃，待脾胃健运，气血复固后，再行攻消法。

临床更多采用消补兼施的方法。如瘀血内阻，久聚不去，日久正虚，可用消补兼施的方法，消癥中佐以益气健脾、养血活血、散结消瘀，凡虚得补而正气旺盛，瘀血不去则新血不生，癥消不伤正，而正气更固，止血而不留瘀，此为消补并行之法。

就消癥而言，诸家治验颇多，张锡纯云：参芪能补气，得三棱、莪术以流通之。则补而不滞，使元气愈旺，愈能鼓舞三棱、莪术消癥之功。这对于临床用药有一定的指导意义。

9 子宫肌瘤、附件囊肿

患者潘某，女，45岁。

患者发病经过：1994年11月以来，经常伴有腹痛及月经紊乱，月经过多且伴有血块。积水潭医院妇科B超报告如下：子宫前壁可见小结节1.0cm，可见左卵巢增大，内有囊肿3.1cm×3.0cm。壁稍厚。超声诊断：①子宫肌瘤，②左卵巢囊肿。建议2个月后复查。

初诊：1996年1月29日。

患者主诉：近2月来，经期紊乱，月经周期为10—15日，月经量多，血色紫暗，且伴有腹痛、腰痛。高血压病史5年，兼见头晕心悸，气短，失眠多梦，体倦无力。

查：面色无华，精神尚好，纳差，小腹部有轻微压痛感，下肢有轻度浮肿，血压21.3/12.7kPa。脉象沉细无力，舌质暗红少苔，舌上有瘀斑。

诊断：子宫肌瘤、附件囊肿、高血压。

辨证：阴虚阳亢，气滞血瘀。

治则：清热降压，活血化瘀散结。

方药：牛膝10g，青蒿10g，生甘草10g，生龙牡各10g，天冬10g，元参10g，川楝子6g，白芍10g，赭石30g，寸冬10g，龟板10g，合欢皮15g，夏枯草10g，焦三仙30g，黄芪15g，莪术6g，炮姜10g，阿胶10g，滑石10g。

7剂，每日早晚水煎服1次。

二诊：1996年2月9日。

患者服药后，精神欠佳，食纳一般，睡眠尚可，头晕、心悸，腹痛、腰痛大减，二便正常，浮肿减轻。脉象沉细无力，舌质暗红少津。血压 18.7/12.0kPa。

诊断：子宫肌瘤、附件囊肿。

辨证：气阴不足，气滞血瘀。

治则：益气阴，活血化瘀消癥。

方药：党参 15g，麦冬 10g，五味子 10g，合欢皮 10g，莪术 10g，内金 10g，焦三仙 30g，夏枯草 10g，白花蛇舌草 10g，牡蛎 10g，寄生 10g，杜仲 10g，皂刺 6g，紫草 10g，黄芪 10g，滑石 10g。

7 剂，每日早晚水煎服 1 次。

三诊：1996 年 2 月 17 日。

患者服药后，精神好，食纳尚可，头晕心悸减，腰痛明显好转，偶有腹痛，睡眠尚可，大小便正常，浮肿消失。血压 18.7/12.0kPa。脉象沉细数，舌质暗红，苔薄白。

诊断：子宫肌瘤、附件囊肿。

辨证：气滞血瘀。

治则：活血化瘀消癥。

方药：桃仁 10g，红花 10g，川芎 10g，赤芍 10g，牡蛎 10g，莪术 10g，黄芪 10g，皂刺 10g，元胡 6g，紫草 10g，白花蛇舌草 10g，生甘草 6g，合欢皮 10g，当归 10g，海螵蛸 10g，内金 10g，焦三仙 15g，滑石 10g。

10剂，每日早晚水煎服1次。

四诊：1996年2月25日。

患者服药后，无明显不适感，精神好，食纳尚可，睡眠尚可，身体感觉有力，二便正常。脉象缓平，舌质淡红，苔薄白。

诊断：子宫肌瘤、附件囊肿。

辨证：气滞血瘀。

治则：活血化瘀，散结消癥。

方药：依前方加香附10g、夏枯草10g、牡蛎10g。

五诊：1996年3月5日。

患者服药后，诸症明显好转，精神好，食纳尚好，睡眠尚佳，月经适来，且无明显腹痛及腰痛，二便尚可，血压18.7/12kPa。脉象缓平，舌质淡红，苔薄白。

诊断：子宫肌瘤、附件囊肿。

辨证：气滞血瘀。

方药：桃仁10g，红花10g，赤芍10g，莪术6g，黄芪20g，皂刺6g，紫草10g，内金10g，白花蛇舌草10g，夏枯草10g，当归10g，小茴香10g，夏枯草10g，牡蛎10g，海螵蛸10g，合欢皮10g。

7剂，每日早晚水煎服1次。

六诊：1996年3月16日。

患者服药后，精神好，食纳佳，睡眠亦可，二便正常，无其他明显不适感。脉象缓平，舌质淡红，苔薄白。血压18.7/12.0kPa。

辨治同前：依前方取药7剂，隔日早晚服1次。

七诊：1996年4月3日。

患者服药后，自觉情况良好，气色明显好转，精神亦佳，食纳尚可，睡眠佳，二便正常；血压稳定，无明显不适感。昨日月经适来，血量适中，血色正常，亦无明显腹痛及腰痛等症状。建议停药，过半个月再复查。

1996年4月19日经积水潭医院妇科B超证实，子宫肌瘤及附件囊肿均已消失。

10 子宫肌瘤、腹痛

患者王某，女，39岁。住址：北京。

患者近半年来，经期紊乱，月经前后多伴有明显的腹痛、腰痛，经来后淋沥不尽，长达20天左右，妇科检查后，初步诊断为子宫肌瘤，后经B超检查证实为子宫前壁有肿物，大小为5. 4cm×4.6cm，性质未定。经进一步检查证实为良性子宫肌瘤。

初诊：1990年6月3日。

患者主诉：头晕疼痛，口干苦，食纳差，胸闷心悸，腰痛，体倦无力，腹痛，月经已15天仍淋沥不尽，伴有白带量多，且有异味，失眠多梦，健忘，尿赤，大便不爽。脉象弦数无力，舌质暗红，舌边有明显瘀斑可见。腹诊：脐右下有压痛感，触及肿物如饼，按之痛剧。

诊断：子宫肌瘤，腹痛，腰痛。

辨证：气滞血瘀，冲任失调。

治则：益气养血，调冲任消癥。

方药：当归20g，白芍10g，熟地10g，阿胶10g，血余炭10g，炮姜10g，元胡6g，海螵蛸10g，黄芪15g，莪术6g，山慈菇10g，白花蛇舌草20g，牡蛎10g，升麻6g，柴胡6g，云苓10g，生甘草6g。

7剂，每日早晚水煎服1次。

二诊：1990年6月11日。

患者服药后，精神尚可，食纳略增，二便正常，仍腰痛体倦无力，腹痛略减，白带略减，血止经停。仍失眠多梦，口干，心悸而烦。脉象沉缓无力，舌质暗红，舌上瘀斑，舌苔薄白。

诊断：子宫肌瘤，心悸。

辨证：气阴不足，气滞血瘀。

治则：益气阴，健脾胃，消癥积。

方药：党参 15g，寸冬 10g，五味子 10g，合欢皮 10g，当归 15g，熟地 10g，白芍 10g，海螵蛸 10g，莪术 6g，黄芪 15g，白花蛇舌草 10g，皂刺 10g，炮姜 10g，生甘草 6g，牡蛎 10g。

7 剂，早晚水煎服一次。

外治法：取张氏提毒膏2贴，气海穴1贴，神阙穴1贴，以通络、止痛、消癥积。

三诊：1990 年 6 月 18 日。

患者服药后，自觉症状明显好转，精神好，食纳佳，二便正常，腹痛及腰痛消失，白带偶有之，睡眠尚可，心悸气短减轻。脉沉缓有力，舌质淡红，苔薄白。腹诊：脐右下尚有压痛感，手触痛不加剧。

诊断：子宫肌瘤。

辨证：气虚，气滞血瘀。

治则：益气养血，化瘀消癥。

方药：党参 15g，云苓 10g，白术 10g，生甘草 10g，当归 15g，熟地 10g，白芍 10g，莪术 10g，内金 10g，黄芪 10g，皂刺 10g，牡蛎 10g，紫草 10g，三棱 6g，山慈菇 10g，滑石 10g，白花蛇舌草 10g。

7 剂，每日早晚水煎服 1 次。

外治法：取张氏提毒膏 3 贴，肾俞穴左右各 1 贴，关元穴 1 贴。

四诊：1990 年 6 月 26 日。

患者服药后，诸症明显好转，精神好，食纳尚可，无其他明显不适感。昨日月经来潮，无明显疼痛，血色鲜红，血量适中伴有少量血块。脉象缓平，舌质淡红，苔薄白。

辨治同前。依前方共研细末，炼蜜为丸，每丸 6g，每日早晚服 2 丸，姜汤为引。

患者月经停后数日，曾到妇产医院作 B 超复查，证实子宫肌瘤占位消失。为巩固疗效，以丸药继服。

本例患者，经过中药内服及贴敷膏药治疗，诸症明显好转，子宫内占位消失，精神好，食纳佳，无明显自觉症状。经过近 6 年的追访，无复发及兼证表现。说明子宫肌瘤的治疗，除手术外，中医辨证治疗也可以收到满意的效果。

【按】中医认为本病之病因不外乎气滞血瘀。张景岳曰："瘀血留滞作癥，惟妇人有之。"其证或由经期，或为产后，凡内伤生冷，或外受风寒，或恚怒伤肝，气逆而血留。又忧思伤脾，气虚而血滞，积劳积瘀，气弱不行。总之多因经停产后，瘀血未净，遇气逆、气弱而留滞不去，日渐积而成癥。气病则血病，气滞则血因之而郁结。

若瘀血阻塞经脉，气血不通，不通则痛。凡瘀血之痛为刺痛，痛有定处而拒按。

正常之血必循经脉而行，因此无论何种原因引起的出血，都可视为离经之血。故凡出血的见证，内在必有血瘀久踞的病理基础。若脉道堵塞，可使血溢于脉外。凡内有瘀血或肿瘤患者，在皮肤黏膜及口唇或舌上均可发现青紫或暗赤色的瘀斑或出血点，又可见面色黯黑、肌肤甲错，这些都是临床上的重要依据。

本例患者因瘀血久踞形成癥瘤，在治疗上，采取活血化瘀、破坚散结及清热解毒的方法，其他兼证兼治，而使瘕瘤消失，气血复固，脏腑气机调畅而病愈。外治以张氏提毒膏贴敷，提毒于外，使邪去而血安。内外合治而奏效迅捷。

11 多发性子宫肌瘤

患者于某，女，49岁。患者1995年6月以来经期紊乱，经行腹痛有下坠感，伴有血块，血色紫暗，头晕心悸，腰痛，身倦无力，失眠多梦，尿赤便干。经门诊B超检查，发现：子宫前位增大，失常态，内回声不均，前后壁凹凸不平，可见大小不等肌瘤结节，最大6.5cm×4.9cm，位于后壁近宫后处，最小肌瘤为1.1cm×1.4cm。B超提示：多发性子宫肌瘤。

初诊：1995年8月6日。

诊断：多发性子宫肌瘤。

辨证：气滞血瘀，冲任失调。

治则：调冲任，活血化瘀散结。

方药：桃仁10g，红花10g，川芎10g，赤芍10g，合欢皮15g，当归20g，党参15g，白术10g，云苓15g，桂枝6g，皂角刺10g，元胡6g，半枝莲15g，海螵蛸10g。

7剂，每日早晚水煎服1次。

二诊：1995年8月15日。

患者服药后，精神好，食纳尚可，二便正常，昨日月经适来，腹痛减，血色紫暗，仍有血块，腰酸楚痛，体怠无力，心悸，气短，睡眠不实。脉象沉细无力，舌质紫暗，少苔，舌上右边缘有瘀斑。

诊断：多发性子宫肌瘤。

辨证：气滞血瘀，冲任失调。

治则：调冲任，活血化瘀散结。

方药：桃仁10g，红花10g，川芎10g，赤芍10g，熟地10g，当归15g，黄芪20g，莪术10g，皂角刺10g，生甘草10g，合欢皮20g，海螵蛸10g，半枝莲10g，白花蛇舌草10g，滑石10g，紫草10g，小茴香10g，炮姜10g，党参10g，茯苓10g，桂枝6g。

7剂，早晚水煎服1次。

三诊：1995年8月24日。

患者服药后，精神好，食纳尚佳，睡眠尚可，无其他明显不适感，大小便正常。脉象沉细无力，舌质暗红，苔少，舌上有瘀斑。

诊断、辨治同前。

前方加减变化如下：

方药：党参15g，白术10g，云苓15g，桂枝6g，黄芪20g，莪术10g，内金15g，合欢皮10g，焦三仙20g，半枝莲10g，白花蛇舌草10g，桃仁10g，红花10g，当归15g，海螵蛸10g，皂角刺10g，生甘草6g。

7剂，每日早晚水煎服1次。

四诊：1995年9月3日。

患者服药后，精神好，食纳佳，二便正常，月经适来，血色红兼暗紫血块，腹痛不明显，亦无其他明显不适感，睡眠良好，腰酸无痛。脉象沉细有力，舌质暗红，少苔，舌上仍有瘀斑。

辨治同前，依前方隔日水煎服1次，7剂服后再诊。

五诊：1995年9月20日。

患者服药后诸症明显好转，精神好，食纳佳，二便正常，睡眠亦佳，无其他明显不适感。脉象沉细有力，舌质暗红，少苔，舌上有瘀斑。

诊断、辨治同前，依前方继服中药14剂，隔日早晚水煎服。

六诊：1995年11月4日。

患者服药后，精神好，食纳尚可，眠亦可，二便正常，昨日月经适来，色鲜红，仍有血块排出，无明显腹痛及腰痛。脉象沉细有力，舌质红少津，舌上有瘀斑不甚明显。

诊断：多发性子宫肌瘤。

辨证：气滞血瘀作癥。

治则：活血化瘀散结。

方药：党参 15g，云苓 10g，白术 10g，桂枝 10g，小茴香 10g，桃仁 10g，红花 10g，川芎 10g，赤芍 10g，莪术 10g，黄芪 20g, 皂刺 10g，海螵蛸 10g，白花蛇舌草 15g，紫草 10g，生甘草 10g，合欢皮 15g，滑石 10g，当归 20g。

14 剂，隔日早晚水煎服 1 次。

七诊：1995 年 12 月 5 日。

患者服药后，精神好，食纳尚可，二便正常，睡眠尚可，无其他明显不适感。脉象沉细有力，舌质红，苔薄白。

诊断、辨治同前，依前方取药 14 剂，隔日早晚水煎服 1 次。

八诊：1996 年 1 月 6 日。

患者服药后，精神好，食纳尚可，二便正常，昨日月经适来，月经量尚可，色鲜红，仍有少量血块，无明显腰痛及腹痛症状，睡眠尚可。脉象沉细有力，舌质红，苔薄白。

诊断：多发性子宫肌瘤。

辨证：气滞血瘀作癥。

治则：活血化瘀散结。

方药：党参 15g，茯苓 15g，白术 10g，桂枝 10g，小茴香 10g，莪术 10g，黄芪 30g，桃仁 10g，红花 10g，川芎 10g，赤芍 10g，合欢皮 10g，白花蛇舌草 10g，海螵蛸 10g，紫草 10g，生甘草10g，玫瑰花10g，焦三仙30g。

7剂，隔日早晚水煎服1次。

建议来诊前复查。

九诊：1996年1月21日。

患者服药后，精神好，食纳尚可，二便正常，无其他明显不适感，睡眠尚可。脉象沉细有力，舌质红，少苔。

复查B超结果如下：

多发性子宫肌瘤，最大5.7cm×4.3cm，最小1.9cm（肌瘤液化）。

诊断：多发性子宫肌瘤。

辨证：气滞血瘀。

治则：活血化瘀散结。

方药：黄芪20g，莪术10g，内金10g，桃仁10g，红花10g，川芎10g，赤芍10g，合欢皮10g，海螵蛸10g，皂刺10g，牡蛎10g，桂枝10g，小茴香10g，白花蛇舌草10g，生甘草10g。

7剂，隔日早晚水煎服一次。

十诊：1996年2月6日。

患者服药后，精神好，食纳尚可，二便正常，无明显腹痛及下坠感，昨日月经适来，下血量尚可，有浊带色黄白，量多伴有血块，最大者如胡桃状，亦无其他自觉症状。脉象沉细有力，舌质红，苔薄白。

诊断、辨治同前。依前方加减配丸药服之。

方药：黄芪 20g，莪术 15g，内金 15g，桃仁 10g，红花 10g，当归 15g，合欢皮 15g，海螵蛸 10g，皂角刺 10g，牡蛎 10g, 桂枝 10g，小茴香 10g，白花蛇舌草 30g，生甘草 6g，滑石 10g。

以上共研极细末，炼蜜为丸，每丸 6g，每日早晚服 2 丸。

外治法：张氏提毒膏，气海穴 1 贴，肾俞穴左右各 1 贴。

十一诊：1996 年 3 月 18 日。

患者服药后，诸症明显好转，精神好，食纳尚可，二便正常，其间月经适时而至，月经量尚可，血块及白带量均明显减少，无明显腹痛及其他自觉症状。脉象沉细有力，舌质淡红，苔薄白。

诊断、辨治同前，依前方加紫草 10g，配丸药继服，每丸 6g，早晚服 2 丸。

外治法：取张氏提毒膏，原穴位贴敷。

建议患者服药后复查 B 超，以观疗效。

十二诊：1996 年 5 月 9 日。

患者服药效果显著，精神好，食纳佳，二便正常，无其他明显不适感。

经 B 超复查证实，子宫内膜占位全部消失。

本例患者的子宫肌瘤较大而属于多发性，在中医辨证治疗的基础上，采用活血化瘀、消癥散结为主的治疗方法，历时近 1 年，患者子宫内膜占位消失。又经过近 8 个月的追访，患者病情稳定，未出现复发。

12 子宫肌瘤、附件囊肿

患者王某，女，43岁。中学教师。

患者近半年多来，经期紊乱，腹痛腰痛。经前腹痛加剧，血色紫暗，伴有血块，腹部有下坠感。经某院B超证实左附件囊肿3.4cm× 3.1cm，右侧囊肿2.7cm×2.5cm，小肌瘤多个，确诊为多发性子宫肌瘤及囊肿。该院建议手术摘除，以防后期病变。本人愿意保守治疗。

初诊：1994年10月28日。

患者面色苍白，轻度浮肿，自诉月经淋沥不尽已20天，兼头晕心悸，气短，口干苦，食纳差，腰痛，体倦无力，腹痛，尿赤便干，睡眠欠佳且多梦健忘。脉象沉细无力，舌质红，舌上瘀斑可见，苔黄。

诊断：子宫肌瘤、附件囊肿。

辨证：气血俱虚，气滞血瘀作癥。

治则：补气养血安神。

方药：升麻10g，柴胡10g，白术10g，黄芪30g，炮姜10g，阿胶10g，党参15g，血余炭10g，艾炭10g，合欢皮15g，生甘草10g，陈皮10g，焦三仙30g，当归20g。

7剂，每日早晚水煎服1次。

二诊：1994年11月4日。

患者服药后，精神好，食纳尚可，尚感头晕，心悸气短，腰背酸痛，月经干净两天后又有少量瘀血，腹痛大减，二便尚可。脉象沉细有力，舌质淡，舌上有瘀斑。

诊断、辨治同前。

方药：升麻10g，柴胡10g，白术10g，黄芪30g，炮姜15g，阿胶10g，党参15g，血余炭10g，艾炭10g，合欢皮15g，生甘草6g，陈皮10g，莪术6g，干姜6g，小茴香10g。

7剂，每日早晚水煎服1次。

三诊：1994年11月12日。

患者服药后，自觉诸症明显好转，气色润泽，精神好，食纳亦佳，头晕、心悸、失眠明显改善，浮肿消失，腰痛大减，二便正常。脉沉细有力，舌质淡红，古上瘀斑明显消散。

诊断：子宫肌瘤、附件囊肿。

辨证：气滞血瘀，气血不足。

治则：活血化瘀散结，益气养血。

方药：当归15g，白芍10g，山药10g，炮姜15g，党参20g，白术10g，云苓10g，黄芪20g，莪术10g，海螵蛸10g，牡蛎10g，紫草10g，桃仁10g，红花10g，皂刺10g，生甘草6g，合欢皮10g。

7剂，每日早晚水煎服1次。

四诊：1994年11月20日。

患者服药后，诸症明显好转，精神好，食纳尚可，腹偶痛，并有淤血块及白状分泌物排出，睡眠佳，二便正常。脉缓平，舌质淡红，苔薄白，舌上瘀斑消散不明显。

诊断：子宫肌瘤、附件囊肿。

辨证：气滞血瘀，气血不足。

治疗：活血化瘀散结，益气健脾。

方药：当归15g，白芍10g，党参15g，白术10g，云苓15g，黄芪20g，莪术10g，三棱6g，紫草10g，牡蛎15g，桃仁10g，红花10g，皂刺10g，生甘草10g，白花蛇舌草10g，半枝莲10g，焦三仙30g。

7剂，每日早晚水煎服1次。

五诊：1994年11月28日。

患者服药后，精神好，食纳佳，二便正常，无其他明显不适感。脉缓平，舌质淡红，尚有多个小瘀斑点。建议患者复查B超以观疗效。

诊断、辨治同前。依前方取药7剂，每日早晚水煎服1次。

六诊：1994 年 12 月 6 日。

患者服药 1 周来精神好，食纳尚可，二便正常，面色华润，无其他明显不适感。月经适来，无明显腹痛及腰痛，月经量仍多且有血块数块。

经复查 B 超：两侧附件囊肿已消失，子宫肌瘤大部消失，尚有一个 3.8cm × 3.4cm 肌瘤。

诊断：子宫肌瘤。

辨证：气滞血瘀作癥。

治则：活血化瘀消癥积。

方药：桃仁 10g，红花 10g，川芎 10g，赤芍 10g，党参 15g，黄芪 20g，三棱 10g，莪术 10g，紫草 10g，牡蛎 30g，白花蛇舌草 15g，当归 15g，生甘草 6g。

7 剂，每日早晚水煎服 1 次。

七诊：1994 年 12 月 14 日。

患者服药后，精神好，食纳尚可，二便正常，睡眠尚可，腹痛及腰背疼痛消失，月经来潮亦无明显疼痛，仍伴有血块，血色紫红，经停后白带量少。脉象缓而有力，舌质淡，苔白，舌边紫黑色瘀斑渐消散。

诊断：子宫肌瘤。

辨证：气滞血瘀作癥。

治则：活血化瘀消癥。

方药：党参 20g，当归 20g，桃仁 15g，红花 10g，川芎 10g，赤芍 10g，元胡 10g，白花蛇舌草 30g，半枝莲 15g，生甘草 10g，滑石 10g，皂刺 10g，海螵蛸 10g，山慈菇 15g，合欢皮 15g，莪术 10g，黄芪 30g。

以上共研极细末，炼蜜为丸，每丸 6g，每日早晚服 1 丸，姜汤为引。

外治法：取张氏提毒膏 3 贴，关元穴 1 贴，肾俞穴左右各 1 贴，每晚局部按摩 3—5 分钟。通过人体经络，使药物的作用直达病所。

八诊：1995 年 1 月 6 日。

患者服药后，精神好，食纳佳，二便正常，睡眠尚可，无其他明显不适感。昨月经适来，无明显腹痛感，经量适中，色淡红，无血块及腰痛，二便尚可，建议月经净后做 B 超复查。

九诊：1995 年 1 月 13 日。

患者服药后，诸症明显好转，精神好，食纳尚可，二便正常，睡眠亦可，无其他明显不适感。复查 B 超结果表明，子宫内膜占位病变全部消失。脉象缓平有力，舌苔淡薄白，舌上瘀斑消失。

为巩固疗效，依前方配丸药继服。

本例患者，经 1 年多的追访，身健少病，未有复发。

本例患者在病理变化上，虽为气滞血瘀之证，本虚邪实，在治疗上应益气健脾，调补气血不足，待正气有所恢复时，采用攻补兼施的方法，由于用药得法，治疗不足 4 月，便使占位肿瘤消失。临床实践证明，对于妇女宫内肿瘤，除个别需要手术治疗外，多数患者采用保守治疗，亦可取得较好的治疗效果，这有待于我们在临床上更好的分析、归纳和总结。

13 膀胱癌术后

患者尹某，女，67岁。

患者1996年3月，每感身体不适，腰酸楚疼痛，精神疲困，食纳减少，小便不利，或尿频、尿急，或淋沥不尽，小腹疼痛并有下坠感，伴头晕、心悸、失眠多梦等。后经公安部医院检查，诊断为膀胱癌。病变部位在膀胱底部偏上，有一3.6cm×3.3cm占位肿块，建议患者手术切除。

患者来诊后，征求我的意见，我建议患者手术治疗，待手术后可采用中医药治疗，增强自身免疫功能，防止占位的转移和扩散。患者于1996年8月实施手术，术后的精神及饮食状况良好。9月初患者到该院复查，情况良好，未发现病变转移等其他问题。

初诊：1996年9月10日。

查：患者精神尚可，气色一般，近日食纳欠佳。自诉近2周来，口苦咽干，食纳差，精神疲倦无力，小腹坠胀感明显，尿频数，时而点滴而出，大便尚可，头时晕，心悸气短，失眠多梦，腰背酸楚。脉象沉细有力，舌质红，少苔。

诊断：膀胱癌术后。

辨证：脾胃不和，心气阴虚，膀胱湿热郁结。

治则：益气阴，健脾胃，清湿热，利小便。

方药：党参 15g，寸冬 10g，五味子 10g，云苓 15g，桂枝 6g，白术 10g，内金 10g，焦三仙 3g，滑石 15g，生甘草 10g，瞿麦 15g，泽泻 10g，车前草 10g，石韦 6g，紫草 6g，藕节 10g，合欢皮 10g。

7 剂，每日早晚水煎服 1 次。

外治法：取张氏提毒膏 5 贴，气海穴 1 贴，肾俞穴左右各 1 贴，膀胱俞左右各 1 贴。

二诊：1996 年 9 月 17 日。

患者服药后，精神好，食纳尚可，头晕、心悸、气短明显好转，小便较前通利，大便偏干，小腹微痛尚感坠胀，睡眠不佳，腰酸，疲倦无力。脉象沉细有力，舌质红，少苔。

诊断：膀胱癌术后。

辨证：心气阴虚，膀胱湿热郁结。

方药：党参 20g，麦冬 10g，五味子 10g，莪术 3g，鸡内金 15g，焦三仙 3g，滑石 10g，生甘草 6g，海金沙 10g，路路通 6g，瞿麦 6g，合欢皮 10g，紫草 6g，白花蛇舌草 15g，小茴香 10g，黄柏 3g。

7剂，每日早晚水煎服1次。

外治法：按原穴位贴敷，每晚局部按摩3—5分钟。

三诊：1996年9月25日。

患者服药后，诸症状明显好转，精神好，食纳尚可，大便正常，小便通利，小腹坠胀感明显减轻，睡眠状况尚可，腰及背部仍有酸楚感，体倦无力，且时烦躁。脉象沉细有力，舌质淡红，苔薄白。

诊断：膀胱癌术后。

辨证：肝肾阴虚，膀胱湿热郁结。

治则：补益肝肾，清化湿热。

方药：党参15g，寸冬10g，五味子10g，滑石15g，生甘草10g，瞿麦10g，淡竹叶6g，焦三仙3g，鸡内金10g，合欢皮15g，小茴香10g，紫草6g，白花蛇舌草15g，桑寄生15g，杜仲10g，牛膝10g。

7剂，每日早晚水煎服1次。

外治法：取张氏提毒膏6贴，膻中穴1贴，气海穴1贴，肾俞穴左右各1贴，膈俞穴左右各1贴，每晚睡前局部按摩3—5分钟。

四诊：1996年10月4日。

患者服药后，气色渐华，精神尚可，食纳增加，二便正常，小腹坠胀感明显减轻，睡眠亦可，腰背酸楚感明显减轻，自感身体较前明显有力，脉象沉细有力，舌质淡红，苔薄白。

诊断：膀胱癌术后。

辨证：肝肾阴虚，膀胱湿热。

治则：补肝肾，健脾化湿。

方药：党参16g，寸冬10g，五味子10g，滑石10g，生甘草10g，白花蛇舌草10g，云苓10g，白术10g，寄生15g，山药10g，山萸肉10g，杜仲10g，合欢皮15g，牛膝10g，焦三仙30g，小茴香10g，川断10g。

7剂，每日早晚水煎服1次。

外治法同前。

五诊：1996年10月11日。

患者昨日去原手术医院复查，结果表明，手术后基本情况良好，未发现术后转移的问题。

患者服药后，诸症明显好转，气色渐华，精神及食纳俱佳，二便正常，睡眠尚可，小腹坠胀感消失，腰背酸楚感消失，体力增强，无明显不适感。脉象缓平有力，舌淡，苔薄白。

诊断：膀胱癌术后。

辨证：膀胱湿热内郁。

治则：健脾胃，补肝肾。

方药：党参10g，寸冬10g，五味子10g，合欢皮15g，内金10g，焦三仙30g，云苓15g，白术10g，寄生10g，山药10g，生甘草10g，牛膝10g，杜仲10g，山萸肉10g，滑石10g，生甘草6g。

7剂，每日早晚水煎服1次。

外治法：取张氏提毒膏 1 贴，在气海穴贴敷，每晚睡前局部按摩 3—5 分钟。

本例患者，术后服中药效果明显，经观察及停药后追访，病情稳定，未有复发和转移的情况，气色好，食纳佳，体重增加，身健少病，自身免疫力增强，生活完全自理。

14 乳腺肿块、经行腹痛

患者杨某，女，36 岁。地址：美国芝加哥。

本人主诉，1993 年以来，月经期紊乱，经行腹痛，伴有血块，腰背疼痛，失眠多梦，经前乳房胀痛，皮下有一肿块，近 1 年来肿块增大，约为 3.7cm × 3.1cm，时而作痛，性质待定，经中西医治疗效果不佳。1994 年由美国回京，在京期间经多家医院诊断治疗亦无明显效果。1994 年 10 月来我院就诊，复查结果表明为乳腺肿块，大小为 4.1cm × 3.6cm，局部偶痛。

查：患者气色失华，形体消瘦，精神尚可，食纳一般，时头晕心悸，失眠多梦，腰痛，体倦无力，月经期紊乱，经行腹痛，乳房胀痛，二便尚可，乳腺肿块，触之有疼痛感，可采取保守治疗，若不考虑手术。脉象沉细数无力，舌质暗红，少苔。

诊断：乳腺肿块，经行腹痛。

辨证：冲任失调，气滞血瘀。

治则：活血化瘀，调经止痛。

方药：当归 15g，白芍 10g，柴胡 10g，云苓 10g，白术 10g，生甘草 10g，合欢皮 15g，夏枯草 10g，干姜 6g，小茴香 10g，紫草 6g，元胡 6g，桃仁 10g，红花 10g，制没药 6g，生姜 3 片。

7 剂，每日早晚水煎服 1 次。

二诊：1994 年 10 月 9 日。

患者服药后，精神尚可，食纳一般，仍头晕，心悸，失眠多梦，腰酸楚，体倦怠无力，乳房肿块如前，仍有时胀痛，腰酸且痛，经行腹痛。脉象沉细数无力，舌质暗红，少苔。

诊断：乳腺肿块，经行腹痛。

辨证：气滞血瘀。

治则：活血化瘀，散结消肿。

方药：桃仁 10g，红花 10g，当归 10g，赤芍 10g，川芎 10g，熟地 10g，制没药 10g，五灵脂 10g，干姜 6g，小茴香 10g，夏枯草 10g，生甘草 6g，莪术 6g，内金 10g，焦三仙 15g，合欢皮 10g，全瓜蒌 10g，寄生 10g，川续断 10g，生姜 3 片，大枣 5 枚。

7 剂，每日早晚水煎服 1 次。

三诊：1994 年 10 月 16 日。

患者服药后，精神尚可，食纳一般，仍头晕，心悸，失眠多梦，乳房肿块胀痛。昨日月经适来，血色紫暗，伴有血块白带，腹痛略减，仍腰背酸楚疼痛，睡眠欠佳，多梦，体倦无力，二便正常。脉象沉细无力，舌质暗红，少苔。

诊断：乳腺肿块，经行腹痛。

辨证：气滞血瘀。

治则：活血化瘀，散结消肿。

方药：党参15g，麦冬10g，五味子10g，合欢皮10g，桃仁10g，红花10g，川芎10g，赤芍10g，熟地10g，制没药6g，元胡6g，小茴香10g，夏枯草10g，白花蛇舌草10g，紫草6g，山慈菇10g，牡蛎10g，莪术6g，内金10g，焦三仙15g，生姜3片，大枣5枚。

7剂，每日早晚水煎服1次。

四诊：1994年10月23日。

患者服药后，诸症自觉有明显好转，精神好，食纳尚可，头晕心悸、气短失眠症状明显改善，乳房肿块局部变软，胀痛消失，仍有腰疲痛感，大小便正常，体倦无力。脉象沉细无力，舌质暗红，少苔。

诊断：乳腺肿块，冲任失调。

辨证：气滞血瘀。

治则：活血化瘀散结，养血调经。

方药：党参15g，寸冬10g，五味子10g，合欢皮15g，桃仁10g，红花10g，丹参30g，制没药10g，元胡6g，小茴香10g，夏枯草 15g，白花蛇舌草 20g，山慈菇 10g，牡蛎 20g，昆布 10g，海藻 10g，莪术 10g，焦三仙 20g，生姜 3 片，大枣 5 枚。

7 剂，每日早晚水煎服 1 次。

五诊：1994 年 10 月 30 日。

患者服药后，气色渐华，精神好，食纳尚可，乳房肿块渐软，疼痛消失，仍时有腰酸楚感，二便正常，仍体倦怠无力。脉象沉细无力，舌质暗红，少苔。

诊断：乳腺肿块。

辨证：气滞血瘀郁结。

治则：活血化瘀散结。

方药：党参 15g，寸冬 10g，五味子 10g，合欢皮 15g，桃仁 10g，红花 10g，当归 15g，元胡 6g，小茴香 10g，夏枯草 15g，白花蛇舌草 20g，牡蛎 30g，昆布 10g，海藻 10g，莪术 6g，焦三仙 30g，紫草 6g，鹿角霜 10g，生甘草 6g，大枣 5 枚。

7 剂，每日早晚水煎服 1 次。

六诊：1994 年 11 月 6 日。

患者服药后，诸症明显好转，精神好，食纳尚可，乳房肿块明显变软渐消，月经适来，血色鲜红，无明显腹痛及腰痛感，自感浑身较前有力，睡眠状况亦佳，二便正常。脉象沉细有力，舌质暗红，苔薄白。

诊断：乳腺肿块。

辨证：气滞血瘀。

治则：活血化瘀散结。

方药：桃仁10g，红花10g，当归15g，元胡6g，小茴香10g，夏枯草15g，白花蛇舌草15g，牡蛎30g，昆布10g，海藻10g，莪术6g，焦三仙30g，紫草6g，山慈菇10g，生姜6片，大枣5枚。

7剂，每日早晚水煎服1次。

小金丹14瓶，随汤药每次服用1瓶。

七诊：1994年11月13日。

患者服药后，气色华，精神好，食纳尚可，乳房肿块明显变软，渐小消散，睡眠状况尚可，二便正常，无其他明显不适感。脉象沉细有力，舌质暗红，苔薄白。

诊断、辨证同前。

7剂，每日早晚水煎服1次。

丸药小金丹，每日早晚服1瓶。

八诊：1994年11月20日。

患者服药后，诸症明显好转，乳房肿块明显变软消散，神、饮食、睡眠状况俱佳，二便正常，无明显不适感。脉象沉细有力，舌质淡红，苔薄白。

由于患者回国，按原方取中药15剂，小金丹30瓶，巩固治疗，继续服用，观察疗效。服药2个月，取得较满意的效果。

【按】凡此证患者，在病因及病理变化上，除冲任失调外，而与气滞血瘀的关系密切。故在治疗上当以活血化瘀、消散软坚、清热解毒为法。从方药分析看，以加味逍遥散、桃红四物汤为主，佐加夏枯草、白花蛇舌草、紫草、山慈菇及软坚散结的药物昆布、海藻、牡蛎等。小金丹为临床常用的消肿药物，多适用于阴疽、乳房肿块或囊肿多源于寒滞肝脉，故方中佐加干姜、小茴香等药物。

15 崩漏

患者叶某某，女，12岁5月，于2014年7月10号就诊，主诉月经不尽3个月就诊。患者三个月前开始月经不尽，量多，曾就诊于西医未治愈，故患者求助于中医治疗。就诊时患者面色微白，下腹偶有疼痛，有时气短，烦躁易怒，睡眠差，大便可，月经量多不尽，经色淡质稀，舌尖红，舌苔黄腻，脉滑。

中医诊断：崩漏，西医诊断：功能性子宫出血。

辨证：气血不足。

治则：补气养血、凉血止血。

处方：菊花10g，党参15g，白术10g，黄芪30g，升麻10g，柴胡10g，刘寄奴5g，白芷10g，陈皮10g，当归10g，砂仁10g，焦三仙30g，合欢皮10g，血余炭10g，牛蒡子6g，玫瑰花 10g，鸡内金 10g，杜仲 10g，桑寄生 10g，艾叶炭 10g，龙葵 10g，藕节炭 10g，海螵蛸 30g，大蓟 10g，小蓟 10g，大枣 5 枚，生姜 3 片，炙甘草 10g。

七剂水煎服。嘱注意清淡饮食避寒凉，忌生冷食物。

二诊：七日后复诊，服药三剂后月经基本无出血，睡眠可，汗少，舌苔微黄腻，脉滑。继续上方治疗，痊愈。

崩漏的临床主证是阴道出血。其特点是月经周期、经期、经量严重紊乱，以此为诊断依据。表现为月经不按周期而妄行，出血量多，势急症重如山之崩，或淋漓累月如屋之漏；或崩中漏下交替，也可崩闭交替，伴见经色、经质的异常。

崩漏的病因病机主要是虚（肾虚、脾虚）热、瘀邪损伤冲任，不能制约经血，以致经血非时妄行。由于崩漏失血耗气，病程日久，导致气血、阴阳俱虚。又崩漏日久，离经之血为瘀血。故本病的发生常互为因果，气血同病，多脏受累，虚实错杂。

崩漏的主证是出血，故辨证时当根据出血的量、色、质变化，参合舌脉及证候，辨其虚、实、寒、热。一般而言，崩漏虚证多而实证少，热证多而寒证少。然而，即使是火，亦是虚火，非实火可比。崩与漏亦不相同，久崩多虚，久漏多瘀。此外崩漏患者不同的年龄阶段，亦是辨证的重要参考。如青春期崩漏，多肾虚或血热；育龄期崩漏，多肝郁或血热，更年期崩漏，则多肝肾亏损或脾气虚弱。生育期及更年期崩漏，又多挟血瘀。

崩漏的治疗，须本着“急则治其标，缓则治其本”的原则，灵活掌握塞流、澄源、复旧三法。塞流，即是止血。暴崩之际，急当止血防脱，一般多采用补气摄血或回阳救逆。也有滋阴固气止血法，常用独参汤、参附汤或生脉散，以塞流止崩；严重者须输血急救。澄源，用于出血缓减后，即正本清源，辨证论治，是治崩漏的重要阶段。复旧，用于止血后调经治本，恢复月经周期，调经促排卵或善后调理。

此外，不同年龄阶段的崩漏，治则也不尽相同。一般而言，青春期崩漏止血后调周期，重在治肾；生育期止血调周期、促排卵，重在治肝肾；更年期止血善后，重在脾肾。对于更年期崩漏，尤须重视诊刮宫内膜病理检查，排除宫内膜癌。

患者为青春期患者，月经初朝为十个月前，三个月前开始月经不尽，因患者冲任失调，气血不足，血热妄行，脾肾两虚引起。张老用菊花清肝泻火，党参、黄芪益气，升麻举阳，当归养血统血，陈皮、砂仁、焦三仙、鸡内金温中健脾和胃，用血余炭、藕节炭、艾叶炭凉血止血温中，大蓟、小蓟清热消炎。龙葵、海螵蛸清利下焦湿热，合欢皮疏肝，玫瑰花疏肝温阳发散，同时大枣健脾益肾，加生姜和胃。

16 月经量少、心悸

患者冯某某，女，31岁，主诉心慌气短、乏力月余，患者心慌、气短、乏力月余，月经量少，做过多项西医检查均未做出明确诊断，故患者求助于中医治疗。就诊时，血常规正常。舌尖红，舌苔剥脱，微白腻，脉沉细。

诊断：心悸、乏力。

辨证：血府血瘀、脾肾两虚。

治则：活血化淤、健脾益肾。

处方：桃仁10g，红花10g，川芎10g，赤芍10g，柴胡10g，桔梗10g，枳壳10g，牛膝10g，当归10g，地黄10g，法半夏10g，厚朴10g，苦杏仁10g，豆蔻10g，滑石30g（先煎），淡竹叶10g，秦艽10g，甘草10g，合欢皮10g，生薏米10g，牛蒡子10g，党参10g，生藕节30g，龙葵10g，大枣5枚，生姜3片。

七剂水煎服。嘱注意清淡饮食。

二诊：七日后复诊症状缓解，舌苔淡，脉弦。继续用此方，后痊愈。

此患者，血府血瘀，肝郁气滞明显，因此采用此方，以活血化瘀而不伤正、疏肝理气而不耗气为特点，达到运气活血、祛瘀止痛的功效。桃仁、红花、当归、川芎、生地、赤芍，活血化瘀而养血，防纯化瘀之伤正，柴胡、枳壳、甘草、赤芍，疏理肝气，使气行则血行，桔梗引药上行达于胸中，牛膝引瘀血下行而通利血脉。诸药相合，构成理气活血之剂。加合欢皮增加疏肝安神功效。

【按】妇科炎症多夹湿邪，此患者月经不调，下焦湿热，运用此方可加强清热利湿之力，药用辛开苦降淡渗以宣上、畅中、渗下，使湿热之邪从三焦分消，调畅三焦气机。体现了“分消走泄”法。杏仁苦辛，宣利上焦肺气，气化则湿化。白蔻仁芳香化湿，行气，调中。生薏仁甘淡，渗利下焦湿热，健脾。三仁合用，能宣上、畅中、渗下而具清利湿热，宣畅三焦气机之功。半夏、厚朴辛开苦降，化湿行气，散满消痞。滑石、竹叶、通草甘寒淡渗，利湿清热。加秦艽加强祛风除湿之功，同时还有和血舒筋，清热利尿之功。

患者心气不足，加党参补益中气。大枣健脾益肾，加生姜和胃。患者心火偏盛，加藕节凉血泻心火，患者湿热偏重加薏米、龙葵清利湿健脾，患者脾胃虚弱加焦三仙，健脾和胃。

17 月经先后无定期、头痛

患者裴某某，女，48岁，主诉月经先后无定期半年，反复头痛一个月就诊。曾服用多种止痛药，及安神药不见缓解，故患者求助于中医治疗。就诊时患者头痛，一侧跳痛，烦躁易怒，月经量减少，白带多，睡眠差，纳差，大便可，有高血压病史目前血压稳定。舌尖红，舌苔黄腻，脉弦。

中医诊断：头痛，西医诊断：更年期综合征、高血压、头痛待查。

辨证：血府血瘀，脾胃失和。

治则：活血化淤、健脾和胃。

处方：桃仁 10g，红花 10g，川芎 10g，赤芍 10g，柴胡 10g，桔梗 10g，枳壳 10g，牛膝 10g，当归 10g，地黄 10g，法半夏 10g，厚朴 10g，苦杏仁 10g，豆蔻 10g，滑石 30g（先煎），淡竹叶 10g，秦艽 10g，甘草 10g，合欢皮 10g，生薏苡仁 10g，天麻 10g，钩藤 10g，牛蒡子 10g，焦三仙 30g，桂枝 10g，炙麻黄 2g，大枣 5 枚，生姜 3 片。

七剂水煎服。嘱注意清淡饮食避寒凉，忌生冷食物。

二诊：七日后复诊头痛痊愈，睡眠可，汗少，舌苔淡，脉弦。

【按】头痛是临床常见的一种自觉症状，可由多种疾病引起。凡外感六淫，内伤七情，引起以头痛为主症的病证，均可称为头痛。头痛剧烈，反复发作，经久不愈者称为“头风”。《内经》对本病有“首风”、“脑风”之称。《内经》明确指出了外邪入侵与脏腑功能失调均能导致头痛。晋王叔和指出，肝胆气逆是引起头痛的重要原因之一。明清时期，对本病的认识渐臻完善，进一步阐发了头痛的病因病机及辨证施治。对于头痛的辨治，力求治病求本。如《明医杂著头痛》提出了久病头痛不能概以虚论治，要分清标本虚实。《景岳全书》明确指出头痛的辨证要根据部位而确定病性。按全国中医院校的最新中医内科学教材中，将头痛病因分治分为七型：风寒证、风热证、风湿证、肝阳证、肾虚证、气血虚证、痰浊证。

此患者属于瘀血证夹脾虚及肝阳上亢证，头痛时一侧或两侧的刺痛或跳痛，常因七情波动而发作或加剧。此患者年龄在女性更年期范围内，出现了更年期综合征的肝气郁结证型同时伴有湿热下注，患者情志烦躁易怒，月经或前或后，经行不畅，白带多，舌质黄腻，脉弦。同时脾胃失和的临床表现，纳差等症状。

运用血府三仁汤加减，采用活血化淤，健脾和胃的方法治疗此患者疗效明显。方用血府逐瘀汤加三仁汤加减治疗。

患者肝阳上亢，加天麻、钩藤有平肝熄风，清热活血之功。患者有恶寒之证，加桂枝、炙麻黄、疏风散寒、加生姜、大枣助其功，同时大枣健脾益肾，加生姜和胃。患者脾胃虚弱加焦三仙，健脾和胃。

七、妇女食疗与健康

平时食用的任何食物都有不同的性能，食物的分类属性，只要了解和掌握食物的食用价值及所产生的效用，则有利于人体的健康。

中药有四性、五味。四性指药物有温、凉、寒、热的性能，五味指有酸、咸、甘、苦、辛的味。而食物亦有这种性味和功能，人食五味各有所好和所益。凡寒凉的食物，多有滋阴清热和泻火解毒的作用，可清除体内的热，而适用于阳盛偏热体质的人和疾病，凡属于温热的食物，多有助阳和散寒的功能。若人阳气不足，有畏寒肢冷的症状，用黄芪、生姜炖鸡，可补阳气的不足。又如妇人血虚有寒，可服用当归、生姜、小茴香炖羊肉，食之亦可不药而愈。

若暑天炎热，妇人口渴尿赤，妊娠小便不利，食用西瓜可以清热利尿，生津止渴。若腹胀便秘或妊娠便干，食香蕉、萝卜即可行气，润便。又妇人脾胃虚寒，胃脘冷痛，大便稀薄，可用山药、扁豆、生姜、白胡椒等食用，则病人虚寒缓解，病亦可除。

食物中平性居多，不具寒凉温热之性，故平和而不伤脾胃确利于防病养生。

凡食肉应有所选择，猪肾能补肾阳；羊肝能养血明目，田螺可清利湿热；木耳理血痢，痔疾可医；牛肉补脾益气，化痰熄风，羊肉补血温中暖下；鸡肉益气补精；鸭肉滋阴养胃；鸽肉补肾益气，解毒消痈。几者肉益食而应少食。

当知鲤鱼，下气通乳；鲫鱼温中健脾利水；草鱼暖胃和中，青鱼补益化湿；黄鳝健身散风通络，又腹泻肠鸣，产后恶露可行。枇杷叶入，药果和胃润肺止咳，桑椹补肝肾，滋阴清热。梅生津和胃，止呕止血治痢，橄榄果入药，鲜服利咽清肺，解毒生津；山楂消肉食和中，行气散瘀又治产后恶露不净。甜杏仁和胃润肺止咳；胡桃仁补肺肾，润肠及产后便秘；栗子补脾肾，血证可医。酸枣养肝宁心；大枣和胃健脾，生津益气；花生醒脾和胃，止咳润肺；莲子肉养心补肾健脾，治脾虚久泄久痢；羊乳润脏补虚；牛乳益胃补虚，生津润肤。鹌鹑蛋益气血，强筋骨；鸡蛋益气血滋阴熄风；荠菜清肝热凉血止血；马齿苋解毒散瘀消肿，治热毒血淋；藕健脾开胃，凉血行瘀，鲜姜温中散寒．和胃止呕；冬瓜清热解毒利尿；丝瓜凉血化瘀，妇人崩漏带下为宜；苦瓜清热解毒治目赤目痛；蕃茄生津止渴，消食健胃；茄子清热解毒，活血消痈；辣椒温中祛寒，除湿开胃；白菜清热养胃，解毒利水；芹菜养肝凉血，利湿；菠菜养血止血，下气润燥；韭菜温阳补气；茴香行气止痛，解毒消痈；胡荽醒脾调中，发疹；大蒜温中行气，解毒杀虫，消炎止痢；大葱通阳发汗；山药补肺脾，补肝肾尤宜。

妇人痛经，凡实证以清淡为宜，米粥调食，菜蔬胡萝卜、菠菜、白菜、丝瓜为宜。

凡虚人调食补宜：羊肉、鸡肉、茴香、桂圆、胡桃仁、生姜，大枣为食补兼施。

妇人经期和产后一定要节戒寒冷食物，饮食调理要得当，除忌生冷还应少食辛辣之品。

胎前应多以食物调节，少食补剂药品，对孕妇及胎儿皆有莫大好处。以上从食品的调养看，都有一定的参考价值。笔者意在少服药或不服药的前提下，以饮食物为基础，进行食疗更可促进机体的健康。

八、附录：妇科病常用中成药选

1．逍遥丸

功能；解郁和中，理血调经。

主治：肝郁不舒，月经不调，胸腹胀满，午后烦热等。

2．通经甘露丸

功能：化瘀通经。

主治：妇人经闭，小腹胀痛，午后发热。

3．荷叶丸

功能：清热凉血，祛瘀止血。

主治：吐血、咯血、衄血、痰中带血、尿血、肠风便血、痔疮出血。

4．益母草膏

功能：祛瘀生新。

主治：妇女痛经，产后瘵血腹痛，月经不调。

5. 阿胶

功能：健肾补血。

主治：虚劳羸瘦，痰中带血，产后血虚，妇女月经不调。

6. 归脾丸

功能；补养气血，健脾安神。

主治：脾虚便血，怔忡健忘，食少不寐，月经不调，经血过多。

7. 四红丹

功能：清热止血。

主治：吐血、衄血、便血、尿血及崩漏下血等证。

8. 艾附暖宫丸

功能：理气补血，温暖子宫。

主治：月经失调，经来腹痛，腰酸带下。

9. 乌鸡白凤丸

功能：益气养血，调经止带。

主治：妇人瘦弱，经血不调，崩漏带下。

10. 女金丹

功能：调经养血，温暖子宫。

主治：子宫寒冷，经期不准，行经腹痛。

11. 千金止带丸

功能：补虚止带。

主治：妇女带下；腹痛腰酸，四肢倦怠，精神不振。

12. 大黄蛰虫丸

功能：通经活血。

主治：血滞经闭，血瘀成块，肌肤甲错，潮热羸瘦。

13. 八珍益母丸

功能：补气养血，调经。

主治：妇女气血两亏，体弱无力，月经不调。

14. 八宝坤顺丹

功能：补气养血，解郁调经。

主治：月经不调，腹痛带下，精神倦怠，饮食减少。

15. 人参养荣丸

功能：温补气血。

主治：心脾不足，气血两亏，形瘦神疲，食少便溏，病后虚弱。

16. 十全大补丸

功能：培补气血。

主治：男女体弱，气血两虚，面色萎黄，足膝无力，腰痛。

17. 天安灵芝胶囊

功能：调补气血，安神宁智。

主治：精神疲困，食纳减退，久病体虚，妊娠期自身免疫力低下及慢性病的恢复期等。

第二章

杂病调治心得

一、论痰、瘀、火、气、风、暑、湿的治法

1 痰

痰是由外邪闭阻、情志抑郁、饮食劳倦等导致气机壅滞、津液不行，或热灼津液、寒湿凝滞，使津液留滞，聚而为痰。痰之为病，有形无形，随气行止，无所不至，四肢百骸，经络脏腑，聚而成患，变幻百端，古人有云“百病皆生于痰”。痰随病变部位以及寒热虚实性质的不同，而有各种不同的临床表现。痰郁滞在肺，证见咳喘发憋，痰涎壅盛。痰迷于心，证见胸闷心悸，神昏癫狂，谵语。痰停在胃，证见恶心，呕吐，痞满不舒。痰邪阻滞经络、筋骨，可致瘰疬痰核，或肢体麻木，半身不遂，阴疽流注。痰饮上犯于头，证见头目眩晕，昏冒。痰气凝结咽喉，证见咽喉中如有物，吐之不上，咽之不下，发为梗阻。

痰有寒、热、实、郁、燥之不同，而痰为阴邪，非温不化，而只适用于阳气虚衰，痰湿留伏的疾病。凡此之外应根据病程的

长短，痰浊凝聚的部位立法用药。若痰郁于肺，治当以清降肺气。痰郁于胃肠，脾虚者当健运之。凡实者可下之。气痰交阻，胸胁满闷，噫气不除，咽中梗阻，当理气开郁。凡痰邪郁滞经络，手足麻木或冷痛，当温通经络，祛湿除痰。痰邪流滞皮里膜外，或为瘿瘤痰核之变，治当软坚散结，活血化瘀。凡痰邪流注筋节，冷痛不仁，为阴疽，败血腐骨，当散寒祛痰，通阳活血为法。以下撮其要者述之：

【燥湿化痰】湿痰者，非燥莫治。湿痰为病，脾阳不振，运化失司，水湿留聚，湿盛痰生。证见：痰色薄白易咯，胸满痞寒，呕吐恶心，身倦体怠，头眩心悸，舌苔多滑，脉多弦紧，宜当苦温燥湿。二陈汤主之。

【清热化痰】热痰为病，因热痰生，邪热内盛，煎熬津液，郁而生痰，郁久化火，成为痰火。证见：咳嗽，咯痰黄稠，面色赤而烦热、口干，兼见惊悸，或发癫狂，脉数，舌红苔黄。治以清热化痰，当用苦寒之品，佐以化痰，麻杏石甘汤加黄芩贝母，竹沥为治。

【温阳化痰】寒痰为病，皆因脾胃阳虚，寒湿内停，阳虚则气化无能。

证见：吐痰清稀，面白，身寒肢冷，四末不温，大便溏薄，痰涎壅盛，兼见呕恶，舌淡苔滑，脉沉紧等，治以辛温化痰祛饮为法。宜小青龙汤为治。

【软坚化痰】痰核留滞不去不消，皮里膜外，大小如豆，推之可移，皮色不变。瘰疬颈下，状如痰核结聚，日久渐大如梅李，疼痛推之不动。皆痰郁结聚而成。治当以攻坚化痰散结为法。方宜消核丸加夏枯草、贝母为治。

【降气化痰】肺气不降，痰气搏结，气为痰滞，痰固气结。证见：胸膈满闷，气短发憋喘促多痰。方用苏子降气汤为治。

【泻肺逐饮】病支饮者，证见：咳逆倚息，短气不得卧，其形如肿。方用葶苈大枣泻肺汤主治。

【开窍涤痰】证见：中风口噤，昏迷不省人事，痰涎壅塞。可用稀涎散为治。

2 瘀

血液循行于脉中，依靠心阳的推动，周流全身。内则五脏敷华，肌肤润泽，四肢百骸得以濡养。心者主血脉，依靠肝的贮藏和调节，故曰肝藏血，依靠脾的统摄，循经而行，故曰脾统血。凡瘀血的形成，多为气滞血瘀。若人的阳气虚损，推动无力，血的运行因此迟滞。若肝气郁结，疏泄不利，可导致血的运行阻塞。又寒邪客于经脉，经脉拘紧收引，血液凝涩不能通畅，寒则凝聚。

又热入营血，血热互结，亦可导致血液因之蓄结。凡各种出血证，均可视为血瘀或离经之血。

瘀血轻浅者，表现重阻肌肤孙络，发为斑疹或兼见瘙痒。瘀血郁结脏腑，有形之瘀积不去，久则为癥为瘕。无形之郁滞稽留，则可出现血瘀而气滞。或有形，时聚时散，血郁而痰结，或血郁而食不化等，各种复杂的病证。

凡血郁发于阴分，凝泣伤筋，阴疽寒毒或为血疝，石瘕。血热则发于阳分，发为疮毒。血瘀膈上，烦躁不宁，胸膈满痛，呃逆不食，但欲嗽水而不欲咽，小便不利。

血瘀于中，脘腹胀痛，手不能按，病瘀血在胃肠，可兼见吐血或下血。若热入血室，其血必结，多见谵语发狂，淋沥血尿，皆血瘀所致。凡血瘀者，发为疼痛。中医谓之“无瘀不痛”。凡痛则不通，不通则痛。此为血瘀之见证，此为瘀血阻塞经脉。凡诸痛者为实，痛有定处，多为刺痛，其痛拒按，反复发作不愈。

皮肤，粘膜，口唇，舌质上出现青紫或暗赤瘀斑，即可认为有瘀血的病变存在。

外伤血肿，有形可见。内脏血瘀，聚积不散，久留患处可成肿块，为血瘀所致。

人之血液循脉道而行，若不循经脉而行，必引起衄血，吐血，便血等症。凡出血者，为离经之血。出血之证，内则为瘀血久居。

脉道受阻，血则外溢。凡出血之证，必有离经之而蓄积，阻滞于内，而形成血瘀的病变。

对瘀血的治疗，均以活血化瘀为主，祛瘀生新，瘀血不去，新血不生。凡血瘀属血寒凝滞者，治当温通血脉，散寒为法。血热郁滞，血则妄行，当以凉血止血祛瘀为法。

凡邪热入营，伤津劫液耗血，血行不畅而致血瘀阻塞。证见：高热、皮肤发斑，其色紫暗，重则衄血、身热神昏。治当清热凉血化斑为祛。方以犀角地黄汤，化斑汤为治。

凡寒凝血瘀，寒性凝滞，客于脉络，则血留滞不通，不通则痛。证见：局部或周身，血瘀凝带作痛，痛如针刺，按则痛剧，痛有定处不移，治当温经散寒，活血化瘀为法。方以温经汤重用干姜，小茴香，肉桂为治。

凡血瘀在头部，头痛且重，神昏或精神失常或见癫痫。方以羚羊钩滕汤加桃仁、红花、川芎，开窍佐加寸香为治。

凡瘀血实证的蓄血证，以抵当汤为治。肠痈初起，以大黄牡丹皮汤为治。均以泻热破瘀为法。

凡气虚血瘀，多见中风，血瘀。气虚而血瘀留滞不去。证见半身不遂，语言蹇涩，口眼歪斜，脉大而无力。治当以补气、活血通络为法。使气旺、血行，瘀去而络通。方以补阳还五汤，重用黄芪。

方组：黄芪120g，归尾10g，赤芍10g，川芎10g，桃仁10g，红花10g，地龙肉10g。

3 火

《内经》曰："壮火食气，少火生气。"少火为正常之火，人体赖此火热之能以腐熟水谷，化生精气。故物赖以生，从而维持人生命及正常功能活动。若在病理变化状态下，精血耗伤，脏腑功能失常，则阴阳失去相对平衡，使脏腑的阳偏亢，所产生之火则为壮火。能伤及人体的正气而为病。故凡壮火以耗人体之气，故曰壮火食气。视其病机则发生于外感和内伤两个方面。凡感受六淫之邪而为火证者，可因感受火热之邪而出现的症状，也可由他邪演化而生。由感受火热之邪而出现的症状，定出火热直接灼伤津液，营血内伤脏腑所致。凡感他邪则经过化火，化热的病程，如寒邪郁久由寒化热，热极便是火。湿蕴化热，湿热互结成痰火。凡外感引起的火，多属实火。内伤也可以生火，如情志沸郁，郁久则化生为火。即五志过极，火从内生。凡食滞、痰、血瘀等，在郁久的条件下，形成积热，痰热及痰火的化热、化火的病变。

经曰："邪气盛则实，精气夺则虚。"虽临床证见繁多，但均可以虚实类分。

【实火】多为病邪所化，属阳气而有余。

证见：病发急骤、病程较短，多有壮热，面红目赤，心烦口渴，喜冷饮，甚则狂躁，昏迷，小便短赤，大便秘结，唇焦，舌质红起芒刺，舌苔黄燥，脉洪数等。

【虚火上炎】多见热病后期，凡久病气血津液内耗，其病发缓慢、病程较长。证多见潮热盗汗，午后颧红，虚烦不得眠，口干咽燥，干咳无痰或痰中带血，耳鸣健忘，腰酸遗精，舌质红绛少津，舌面光滑无苔，脉洪数。凡此种病变于各种耗损过程中，致真阴亏损后，继发各种的虚火之症。

实火之治法：

心火炽盛者，表现面红目赤，五心烦热，少眠多梦，唇口燥裂，舌红苔黄。治当泻心火为法。

代表方：黄连解毒汤。

方组：黄连 6g，黄芩 6g，黄柏 3g，栀子 6g。

凡肺火壅盛，多见咳喘气粗，鼻煽，痰粘稠，烦渴欲饮，大便燥结，或兼见鼻衄、吐血等。治以清肺泻热为法。

代表方：麻杏石甘汤加三黄泻心汤为治。

方组：麻黄 3g，杏仁 6g，生石膏 10g，生甘草 6g，黄连 3g，黄芩 6g，大黄 3g，茅根 10g，藕节 10g。

凡胃火炽盛，多见烦渴引饮，牙龈溃烂或肿痛，或兼见出血，呕吐，倒饱嘈杂或消谷善饥等。治以清胃泻火为法。

代表方：清胃散加味。

方组：生地 10g，丹皮 6g，黄连 6g，当归 6g，升麻 3g，白芷 6g，生石膏 10g，竹叶 10g。

凡胃肠火热，痞、满、燥、实、坚，多见大便燥结不通，心下痞硬满，肛门灼热等。治当泻下积热为法。

代表方：大承气汤。

方组：大黄 6g，枳实 10g，厚朴 6g，芒硝 6g(分冲)。

凡湿热两盛，多见午后身热，胸闷腹胀，或湿热下注，兼见足膝痿痹，热淋，血淋，或湿热必发黄，黄疸等。凡湿热者，清利之。膀胱湿热下注者，八正散为治。

方组：木通 10g，萹蓄 10g，车前 10g，栀子 10g，滑石 10g，生地 10g，甘草 10g。

肝胆湿热者，茵陈蒿汤为治。

方组·茵陈蒿 90g，栀子 30g，大黄 30g。

凡湿热中阻者，三仁汤为治。

方组：杏仁 10g，薏仁 6g，白叩 6g，通草 6g，滑石 6g，竹叶 6g，厚朴 6g，半夏 6g。

凡火热入，蒙蔽清窍，多见壮热，神昏，谵语或抽搐等症。治以清心开窍为法。

代表中成药：安宫牛黄丸。

方组：牛黄、郁金、犀角、雄黄、黄芩、黄连、朱砂、冰片、山栀子组成。

至宝丹：

犀角、朱砂、雄黄、玳瑁、琥珀、麝香、冰片、牛黄、安息香等组成。

虚火之治法：

凡肾阴虚而火动，多见耳鸣，健忘，腰酸遗精，骨蒸劳热，舌质红绛少津，脉细数无力。

治以滋补肾阴之不足。

代表方：六味地黄丸。

方组：熟地 10g，山萸肉 10g，山药 10g，丹皮 6g，茯苓 10g，泽泻 10g。

凡肺阴不足，多见虚火上炎咳嗽，气上逆，咯血，口干声嘶，午后低热，盗汗，身体消瘦，腰膝无力，舌红，脉细数等。治以补肺阴降火为法。

代表方：百合固金汤。

方组：百合 10g，生地 10g，熟地 6g，寸冬 6g，白芍 6g，当归 6g，元参 6g，贝母 6g，桔梗 6g，甘草 6g。

凡脾胃虚火，多见口干渴喜热饮，恶食懒言，精神疲困，心悸气短，舌质淡，脉沉细无力。治当以甘温除热法。

代表方：补中益气汤。

方组：人参6g，白术6g，黄芪6g，升麻6g，陈皮6g，柴胡6g，生甘草3g，当归6g，生姜3片。

4 气

气的病机，百病者皆生于气，不外乎气逆、气滞和气虚。所以治气之法，凡气逆者降之。凡气滞者行之。凡气结者开之。凡气虚者补之。在上者达之，在中者调之，在下者消之。

降气法：

降气是调畅气机，使脾气升、肝气降，使上逆之气得以平顺。而针对病理上肝气上逆，多见胸脘胀满欲绝，胃气上逆，呃逆不止及痰浊上壅，肺气不降等证。

【降气平肝法】肝气上逆的病变，多与情志过激关系密切，发生暴怒或惊骇，情志内伤以致气机逆乱，逆气上壅心胸，蒙闭清窍。证见：猝然昏倒，不省人事，口噤，呼吸气粗，四肢厥冷，舌苔薄白，脉伏或弦。当用降气之品如沉香、松香、丁香、降香。镇汗降逆用代赭石、磁石。理气解郁用郁金、香附、合欢皮。若证见：头晕且痛、面赤唇红、为肝阳偏亢。当佐加水牛角、羚羊角、钩藤、天麻、生石决、生龙牡以平肝潜阳。证见：脏燥，精神异常者当佐加甘麦大枣汤。加茯神、远志、炒枣仁、玫瑰花、解郁宁神，定智。气郁挟痰上犯，证见：痰多气塞者，应以二陈汤祛痰，佐加胆南星，僵蚕天竺黄，竹沥水除痰。

【降气平喘法】痰浊上壅，肺气失于宣降，肺为贮痰之器、脾为生痰之源。在病理变化上，肺脾两脏关系尤为密切，脾失健运，聚湿成痰，胸中憋闷，若痰浊上贮于肺，肺气壅阻不得宣畅，必致气逆，咳喘、痰多呕恶。若痰浊阻于脾胃，可见恶心呕吐，纳呆，胸满腹胀，口粘腻，舌苔黄腻等。治当以降气平喘、祛痰为法。

代表方：以苏子降气汤合二陈汤加减。

若痰湿化热或痰火壅盛，咳痰黄稠，喘急而赤，烦热口干，尿赤便干，属痰热壅实之症。当清热涤痰，降气平喘。方用麻杏石甘汤加黄芩合苏子降气汤主治。使痰热得清，肺气得以宣降，气逆咳喘俱平。

【降气止逆法】凡胃气失和，或肝气犯胃，胃失和降，而呃逆不止，谓胃气上逆。治当和胃止逆为法。

凡呃逆属寒，治当以丁香柿蒂汤为佳。凡肝气犯胃呃逆不止者属寒，当以旋覆代赭石汤为治。若寒热兼见者，两方裁化，挟湿痰者佐以二陈汤。

行气法：

凡气滞实证，多见胸胁逆满，胁痛，噫气不除，腹胀，脉沉而涩。凡气滞一证，多以肝、脾、肺三脏居多，肺主气，制节一身气机。肺气郁滞，则气机失于清肃畅达。

证见：喘促，咳嗽。因肺气不降，则脾亦失升，发为痞满、腹胀。若气化不行，水道失于通调，发为水肿或停饮。为肺气郁结，情志不舒，易怒气逆，不仅胸胁痞满，且“木郁兑土”。证见：嗳腐吞酸、小便淋沥或涩痛，泄泻者多见。若肝郁化火，上刑肺金，则咳嗽，咯血接踵而至。脾为中土，受纳水谷，输布精微，为后天之本。凡忧思不节则伤脾，若脾失健运，则多见腹胀恶食，呕吐泻泄，久则诸虚百损，皆此酿成。故凡气郁，当辨新久，凡新病气郁属实证者，治当行气开郁为主。凡久郁致气虚血滞者，应调和气血。凡肺气郁滞者，当开泄宣发。凡肝气抑郁。治当舒肝解郁，若脾气郁结，治当健脾开郁。若肝脾两脏相因互郁，治以调和肝脾。若肝肺气郁化火，则应清肃降通。脾肺气郁，多痰生而壅盛，治当调气豁痰为法。

补气法：

补气法，临床应用极为广泛。凡补者，皆针对气之不足。言气不足者多指肺、脾、肾三脏气不足者为多见。因脾胃是气血生化之源。脾胃虚弱则气血生化不足。肺为脾土之子，脾气不足，皆诸脏气俱不足。肺气亦然，若肺气不利，升降失常，而使病情恶化。肾为先天之本，为人元气之根，若肾气不足，失于气化，可导致水液代谢失常。故凡气虚者，虽说病机不同，但在治疗上应补肺、脾、肾三脏之气为主。盖肺、脾、肾三脏，为人体水液代谢的通路，在生理和病理变化上关系密切。

凡中气不足，多表现为精神疲倦，面色萎黄，懒言，语声低沉，四肢无力，腹胀，纳减，大便溏泻，兼见气虚下陷，内脏下垂，脱肛，子宫下垂，久痢及慢性出血的病变。

代表方：补中益气汤加减。

方组：升麻10g，白术10g，黄芪10g，党参10g，柴胡6g，陈皮10g，当归10g，炙草6g。

凡肺气不足者，多见心悸气短，咳嗽声微弱，卫外不固，汗多畏风，容易反复感冒。肺主皮毛，故在治疗上应重视补气固表的方法为治。又肺者主输布津液，气弱则津液不行，汗多最易伤津，故补益肺气，亦应护生肺阴为治。

代表方：生脉饮加味。

方组：党参10g，麦冬10g，五味子6g，石斛6g，黄芪6g，生甘草6g。

凡肾阳不足之证，皆因命门火衰，不能温养下焦。

证见：腰膝无力，下肢畏寒怕冷，肾阳虚，则不能化气行水，小便不利，肾虚不能摄水则小便反多。故在治疗上应用附子、山萸肉、肉桂、栀子、山药，益智仁加减。

代表方：肾气丸加六味地黄丸加内桂、附子。

方组：肉桂 6g，炙附子 6g，山萸肉 10g，山药 10g，熟地 10g，茯苓 10g，泽泻 10g，丹皮 6g。

5 风

凡风邪为病有外风和内风之分。言外风则风为百病之长，因风致病者，发病急骤，发热恶风、咳嗽、口渴、肢体酸痛或关节疼痛，风性善变，游走不定或兼见皮肤出现风疹作痒等。

凡言内风者，多因心、肝、肾三脏的功能失调所致。如肝阳、肝火过亢热动生风，加之饮食失节，情志过激等因素诱发。由于发病的轻重不同，多见头痛，眩晕，抽搐，震颤，癫狂和中风，口眼歪斜，舌强不语，半身不遂等症。

凡外风，治疗上均以发散表邪，驱风为法。

凡内风，指动风的症状，治法上确无风可散，其病因有痰、湿、火热、气虚、血虚、阴虚的见证论治。

凡宣散祛风法，主要采用祛风的药物，以达到疏散风邪的目的。兼有活络祛风，通窍的作用。常用药物如：荆芥，防风，羌活独活，白芷，全蝎，僵蚕等药物为治。

凡外感风邪的病证，有风寒和风热的见证不同，凡恶风，恶寒发热者，脉浮紧，为风寒所致。治当以辛温解表。

代表方：麻黄汤，桂枝汤。

凡风热之外感，发热不恶寒，咽痛，咳嗽，口渴等。脉浮数。治当以辛凉解表。

代表方：桑菊饮，银翘散。

凡风邪湿毒郁于肌肤，腠理而致发疹者，或湿疹瘙痒等。当以清热祛风，除湿为治。

凡风湿寒三气合邪，留滞经络，阻滞关节，肢体经脉挛痛，或疼痛游走不定。可用独活寄生汤加川乌、草乌、乌蛇等温经，通络，搜风止痛为治。

凡风邪上犯头目。

证见：偏头痛，顽固性头痛。治当以清头风止痛。

代表方：芎菊茶调散加蜈蚣、钩藤、天麻等。

凡风邪阻络而出现口眼歪斜之面瘫。可用祛风通络牵正散加减佐以化痰。

风邪毒气侵入皮肤，出现破伤风口噤，手足拘急，角弓反张。治当以祛风，止痉，定搐，化痰为法。

代表方：当选玉真散加白花蛇效果显著。

方组：天南星 10g，防风 10g，白芷 6g，天麻 10g，羌活 6g，白附子 6g，白花蛇 10g。

清热熄风法：

在外风治疗上，主要用于治疗风热之病。多以清热药合祛风药同用。但也适用于内风，若因邪热传入。

证见：高热、烦渴、项强、抽搐、两目上翻、角弓反张、神志昏迷、舌红苔黄、脉弦数者。当以清热凉肝、熄风为法。

代表方：羚羊钩藤汤。

若内热炽盛入于营血，血热炽盛而生风，或出现瘾疹，风疹块，紫癜等。治疗上应凉血解毒，清热散风为法。

代表方：犀角地黄汤加乌蛇、防风、连翘。

凡邪热内陷心包。证见：口渴心烦，不寐多梦，面赤气粗，小便黄赤，大便秘结，发狂。

代表方：调胃承气汤加服安宫牛黄丸。

以清热，泻实，熄风，通窍为法。

平肝熄风法：

凡肝风内动，初起症状较轻。证见：头目眩晕，头痛耳鸣，重则眩晕，晕仆，昏迷而不识人，脉弦数有力。治当镇肝熄风为法。

代表方：天麻钩藤饮和镇肝熄风汤加减。

豁痰熄风法：

病与风和痰的关系密切。痰的生源在脾土，湿生痰，痰生热，热生风。脾运失职，聚湿生痰。若与风邪相结为风痰。

凡外感时邪，引动痰湿。证见：颈项痛，或颌下肿痛，或湿毒发颐，或外风与痰热结聚。凡腮肿多于外因而诱发。散治疗上以泄热，疏风，化痰，散结为法。

代表方：普济消毒饮加夏枯草等为治。

凡内热偏盛，热灼津液为痰，若随肝火上逆，蒙蔽心窍，流窜经络而为中风之痰。证见：高热，舌强语蹇，抽搐不止，肢体麻木，口噤，痰鸣，神昏，角弓反张，舌苔黄腻，脉滑数。治当豁痰熄风，定惊开窍通络为法。

代表方：用安宫牛黄丸急救，继服天麻钩藤饮为治。

滋阴熄风法：

凡属阴虚而动风之证，可用滋阴熄风为法。而阴虚动风多见于肝阴不足，肝阳亢盛。凡阴虚不能制阳，则阳气动而生风。凡肝肾阴虚，筋脉失于濡养，虚阳上扰化风。

证见：头昏眩晕，肢麻，抽搐手颤，耳鸣，心悸等肝风的症候。又可兼见面色潮红，口燥咽干，盗汗，舌红少津，脉弦数等阴虚的症状。临床上常以大定风珠汤为治。凡阴虚而兼见热盛者，可于方中佐加清热的药物。若热象不明显，应重以滋阴潜阳为主。

养血熄风法：

适用于血虚不能养肝，以致肝血虚而生风的病症。凡血虚者，筋脉失于濡养。

证见：筋脉挛急或疼痛或麻木，多见于各种失血症未复之际或久病及产后气血津液不足虚衰之时。古人曰“治风先治血，血行风自灭”。所以临床上常采用养血，活血通络之法。如养血用四物汤加减，活血用桃仁、红花、三棱、莪术等。依血病气亦病又必须佐以行气活血的方法。而对外风的治疗上，如风湿寒的痹证，以独活寄生汤为例，实属日久正虚气血不足的风寒湿痹症。以养血益气为扶正，驱风除湿利痹而止痛，以达标本为治。

补脾熄风法：

凡风之动，由于肝木陷，而源于脾胃之气不足，删肝脾两脏为病。以临床上小儿由于久泻所引起的慢惊风为例， 证见：面色萎黄或㿠白，形体消瘦疲倦，四肢厥冷，昏睡无力。实属脾虚肝盛，气血不足，筋脉失养。治当补脾养胃为法，佐以平肝熄风，补脾宜参苓白术散；平肝熄风宜天麻钩藤汤为治。两方合用或裁化而效捷。

6 暑

伤暑为病，寒热头痛，汗出恶热，烦躁，呕吐泻泄，唇口干渴，气促，体怠无力，小便赤涩，舌苔多黄腻，舌质红，脉浮数或洪。

证见：中暑突然昏倒，不省人事，发热，烦躁，气粗，汗出或无汗，脉洪大而数。治当清热祛暑，芳香开窍为法。行军散为治，继服香薷饮。

方组：牛黄，当门子，珍珠，梅片，硼砂，明雄黄，火硝，飞金。

香薷饮方组：香薷，厚朴，扁豆。

若暑热伤气。证见：胸满气促，口渴恶寒，头晕身倦，心悸烦躁，脉数而濡，舌质红苔黄。治以祛暑调气为法。清暑益气汤为治。

方组：沙参，石斛，麦冬，黄连，竹叶，荷梗，知母，粳米，甘草，西瓜翠衣。

若暑热伤气、伤津。证见：头晕、心悸气短，身热口干，尿赤脉伏。治当以益气生津为法。

代表方：生脉饮加减。

方组：西洋参，麦冬，五味子，滑石，生甘草。

若暑热炽盛，猝然昏倒，不省人事，牙关紧闭，当急救之解其闭，清热熄风，先服至宝丹，继服清营汤为治。

方组：犀角，生地，元参，竹叶，麦冬，黄连，丹参，银花，连翘。

若先受暑热，又感受寒邪。证见：头痛、胸闷、呕吐、发热恶寒、身倦无力。治当以辛温解表，芳香和胃为法。

代表方：藿香正气散加味为治。

方组：厚朴、陈皮、桔梗、白芷、半夏、白术、茯苓、苏叶、藿香、甘草、大肤皮、大枣、生姜、羌活。

证见中暑，头晕、身倦、胸满，不欲饮食，而腹胀不利者，为暑湿伤脾。治当和中健脾化湿为法。

代表方：六合定中汤。

方组：藿香、苏叶、茯苓、扁豆、木瓜、白术、桔梗、陈皮、厚朴、生甘草、松香、枳壳、麦芽、谷芽、神曲。

7 湿

湿为阴邪，湿性重浊，缠绵不解。凡外湿犯证见：体痛、关节酸痛、身重难以转动，关节肿或屈伸不利，头汗出，皮肤湿润，湿聚则肿，痛处不移，脉濡细或浮，舌苔多白腻或厚。内湿为病，证见：头痛而重，胸脘痞闷，口干不欲饮而粘腻，或喜热饮，小便涩少，舌苔白腻而厚。

凡外湿犯表，伤于雾露雨湿。

证见：头痛身重无汗、肢体疼痛，治当祛风胜湿为法。

代表方：羌活胜湿汤为治。

方组：羌活、独活藁本、防风、蔓荆子、炙甘草。

凡湿痰郁肺。证见：咳嗽、痰多稀白，发热恶寒，口干喜热饮。以温化痰饮为法。

代表方：小青龙汤和二陈汤为治。

方组：陈皮、半夏、茯苓、甘草、桂枝、麻黄、白芍、干姜、细辛、五味子。

凡水湿内停。

证见：发热恶寒、纳差而渴，腹胀满，小便不利，治当以温阳利水为法。

代表方：五苓散。

方组：茯苓、猪苓、泽泻、桂枝、白术

凡内湿犯脾胃两脏。证见：口干苦，食纳减少，胸腹胀满，四肢无力，大便濡泄。治当和胃健脾燥湿为法。

代表方：平胃散。

方组：厚朴、陈皮、苍术、甘草。

凡湿温证。

证见：头痛，恶寒身重疼痛，舌白不渴，胸闷不饥，午后身热，状若阴虚，脉弦细而濡。治以辛开淡渗为法。

代表方：三仁汤。

方组：杏仁、薏仁、白蔻、通草、滑石、竹叶、厚朴、半夏。

凡湿热下注：

证见：小便不利，或淋浊尿痛或血尿。治当以清热利湿为法。

代表方：八正散。

方组：扁蓄、瞿麦、车前子、木通、滑石、牛草、栀子、大黄、灯心。

二、五脏六腑病症常治法

1 肝病

【肝气郁结】

病因：多因郁怒伤肝或肝气横逆，气机阻滞不畅，木失条达，疏泄无权，血行瘀阻，经脉闭塞所致。

证见：肝郁不舒，胁痛，呕逆，胸腹痞满，腹痛便泄，便后不爽，积聚，苔薄白，脉弦。

治则：当以舒肝理气，破积散聚。

方选：木香顺气汤为治。

方组：木香 10g，吴萸 10g，草叩 10g，半夏 10g，益智仁 10g，苍术 10g，厚朴 10g，青皮 10g，茯苓 10g，泽泻 10g，升麻 6g，柴胡 6g，当归 10g，干姜 6g。

【肝阴不足】

病因：肾阴不足，水不涵木或肝郁化火，火盛伤阴，以致肝阴不足，肝阳上亢。

证见：头痛眩晕，耳鸣耳聋，肢体麻木，面色无华，心悸失眠，雀盲，手足震颤，舌红少津，脉细弦数。冲任两脉失调。

治则：以养血益阴柔肝为法。

方选：一贯煎加当归、人参。

方组：沙参 10g，寸冬 10g，生地 10g，当归 10g，枸杞 10g，川楝子 6g，党参 15g。

【寒滞肝脉】

病因：外感寒邪，入侵厥阴肝经，使肝气不畅，络脉痹阻。

证见：小腹胀痛，疼痛，下寒多带。舌苔白滑，脉沉迟或弦。

治则：温通肝经，以消寒疝为法。

方选：治以导气汤。暖肝煎之类。

方组：川楝子 10g，木香 6g，茴香 10g，吴茱萸 10g。

【肝风内动】

病因：肝郁化火，火盛伤阴，以致肝阳上亢，肝风内动。

证见：头晕目眩耳聋或昏厥，痉挛麻木，舌体歪斜颤动，舌质红，苔薄黄脉弦数。

治则：当以平肝忏阳熄风为法。

方选：镇肝熄风汤为治。

方组：牛膝 10g，青蒿 10g，生甘草 10g，生龙牡各 10g，天冬 10g，元参 10g，川楝子 6g，白芍 10g，赭石 20g，麦冬 10g，龟板 10g。

【肝郁不达，气滞不舒】

证见：两胁疼痛，口干苦，纳减，心烦，月经不调，肝区隐痛或胀满。

治则：疏肝解郁理气为法。

方选：逍遥散加减为治。

方组：当归 10g，白芍 10g，柴胡 6g，云苓 10g，白术 10g，生甘草 6g，生姜 3 片，薄荷 6g，川楝子 6g，香附 10g，郁金 10g。

【肝虚血燥】

证见：胁下筋急，劳则加重，失眠，心悸腰膝无力，或手足麻木者。

治则：当以益气补养肝血为法。

方选：八珍汤加牛膝，木瓜，酸枣仁为治。

方组：党参 20g，白术 10g，茯苓 10g，生甘草 10g，当归 10g，川芎 10g，熟地 10g，白芍 10g，牛膝 10g，木瓜 10g，酸枣仁 15g。

【肝气上逆】

证见：呃逆，胸闷不舒，多呃逆声高而促者，肝气犯胃，胃气不和。

治则：当以平肝和胃降逆为法。

方选：旋覆代赭石汤加减为治。

方组：人参 6g，半夏 10g，旋覆花 10g（布包），代赭石 15g，炙甘草 6g，焦三仙 20g，生姜 3 片，大枣 5 枚。

【肝气乘脾】多因肝郁脾虚，肝脾不和所致。

证见：胸满，脘腹作痛，大便不调，小便色黄，神疲倦纳呆。

治则：当以调和肝脾为法。

方选：痛泻要方为治。

方组：白术 10g，白芍 10g，陈皮 10g，防风 10g，生姜 3 片，大枣 5 枚。

【肝气乘胃，胃气失和】

证见：呕吐吞酸，胃脘刺痛。

治则：当和胃泻肝。

方选：二陈汤合左金丸为治。

方组：陈皮10g，半夏10g，茯苓10g，生甘草10g，吴茱萸6g，黄连10g，生姜3片，大枣5枚。

【肝胃阴虚，肝气犯胃】

证见：口干，不欲食，胃纳胀满，呕吐，舌红无苔，脉细数或弦。

治则：以育阴柔肝和胃为法。

方选：保和丸合增液汤为治。

方组：白术10g，茯苓10g，陈皮10g，厚朴10g，神曲10g，山楂10g，半夏10g，莱服子10g，连翘10g，麦冬10g，元参10g，生地10g。

【肝胆不宁】

证见：夜寐不安，胆虚易惊，失眠多梦，心悸而烦。

治则：当以养肝，清火，宁神为法。

方选：酸枣仁汤加减为治。

方组：川芎15个，酸枣仁15g，茯苓10g，知母10g，生甘草6g，合欢皮10g，黄连3g。

【肝肾阴虚，气滞不运】

证见：两胁疼痛，胸腹胀满，身倦腰膝无力，脉沉细，舌无津者。

治则：当滋阴降火。

方选：一贯煎加减。

方组：沙参 15g，麦冬 10g，生地 10g，当归 10g，栀子 10g，川楝子 6g，柴胡 6g，茯苓 10g，牛膝 10g。

2 心病

凡心血不足，心悸、怔忡、失眠、多梦、健忘。

治则：以养血宁心为法。

方选：天王补心丹为法。

方组：人参 3g，茯苓 10g，元参 10g，桔梗 10g，柏子仁 10g，远志 10g，当归 10g，五味子 10g，天冬 10g，麦冬 10g，丹参 10g，炒枣仁 10g，生地 10g，礁砂面 3g（冲服）。

凡病后心气衰弱，气血不足。

证见：心悸，短气，神疲气怯，失眠多梦。

治则：以补心气安神为法。

方选：养心汤为治。

方组：黄芪 15g，茯苓 10g，当归 10g，川芎 6g，半夏曲 10g，生甘草 6g，柏子仁 10g，酸枣仁 15g，远志 10g，五味子 6g，党参 15g，肉桂 3g。

凡心火亢盛。

证见：入睡少时即醒，心悸而烦，睡眠不安，尿赤便干。

治则：以清火安神为法。

方选：导赤丹加服朱砂安神丸为治。

方组：朱砂 6g（分冲服），黄连 6g，当归 10g，生地 10g，生甘草 6g，炒枣仁 10g。

凡心脾气虚。

证见：心悸，纳差，失眠，神疲无力。

治则：当益气安神为法。

方选：加味六君子汤为治。

方组：人参 3g，白术 10g，茯苓 15g，生甘草 6g，菖蒲 6g，远志 10g，陈皮 10g，半夏 10g，砂仁 10g，香附 10g。

凡心脾损伤以致心脾两虚。

证见：心悸、气短、失眠或不寐，神疲气怯，面色无华，纳差，便溏，小便不利。

治则：当以补益心脾为法。

方选：归脾汤加减。

方组：人参 3g，白术 10g，黄芪 20g，当归 10g，甘草 10g，

远志10g，酸枣仁15g，桂元肉10g，木香6g，茯神10g，生龙牡10g，生姜3片，大枣5枚。

凡心肾不交，水火不济。

证见：头晕、心悸、失眠、不寐、烦躁、纳差、尿赤、便溏。

治则：以交通心肾为法。

方选：以黄连阿胶汤加减为治。

方组：黄连6g，黄芩10g，乌药10g，阿胶10g，生甘草6g，滑石10g。

凡心胆俱虚。

证见：惊悸不安，夜不能寐、纳差、颤燥、尿赤便干。

治则：益气利胆为法。

方选：生脉饮和二陈汤加减为治。

方组：党参15g，麦冬10g，五味子6g，陈皮10g，半夏10g，茯苓10g，生甘草6g，焦曲10g，内金10g。

凡瘀血阻络：

证见：心前区憋痛，心悸气短，烦躁，失眠健忘，指甲青紫。

治则：以活血化瘀通络为法。

方选：血府逐瘀汤加减。

方组：当归15g，生地10g，川芎10g，赤芍10g，桃仁10g，红花10g，桔梗10g，甘草10g，枳壳6g，柴胡10g，牛膝10g，蒲黄6g。

3 脾病

凡心脾两虚，纳差，心悸，失眠多梦，中气不足或下陷，胃下垂，子宫脱垂，便溏，体倦无力，舌质淡，脉沉细无力。

治则：以补中益气为法。

方选：补中益气汤为治。

方组：党参 15g，白术 10g，黄芪 10g，升麻 6g，柴胡 10g，当归 10g，陈皮 10g，炙草 6g，生姜 3 片，大枣 5 枚。

凡泻泄经又不愈，为脾气虚弱不能运化水谷所致。

证见：食入即腹胀痛或泻泄，胃不能消谷，脾不能运化兼有呕恶。

治则：当益气健脾为法。

方选：参苓白术散加减。

方组：人参 6g，茯苓 15g，白术 10g，扁豆 10g，陈皮 10g，山药 10g，莲肉 10g，砂仁 6g，薏苡仁 10g，苦梗 10g，生甘草 10g，大枣 5 枚，生姜 3 片。

凡脾阳虚，脾胃虚寒。

证见：身利不渴，下利清谷，四肢厥冷，腹痛，纳差，神疲，舌白，脉沉细无力。

治则：以温运脾阳为法。

方选：附子理中汤为治。

方组：人参6g，白术10g，干姜6g，甘草6g，炙附子6g。

凡胃气不足，脾气下陷。

证见：食纳不佳，胸腹胀满，或腹痛泻泄，或脱肛下利清谷，心悸，体怠，失眠。

治则：当益气升阳为法。

方选：升阳益胃汤为治。

方组：人参3g，白术10g，黄芪10g，黄连6g，半夏10g，甘草6g，陈皮10g，茯苓10g，泽泻6g，防风6g，羌活6g，独活3g，柴胡6g，白芍10g，生姜3片，大枣5枚。

凡脾胃皆虚弱。

证见：神疲，纳少，心悸，脘腹胀满，按之胀减缓。

治则：以益气健脾为法。

方选：香砂六君子汤加减为治。

方组：人参6g，白术10g，茯苓15g，生甘草6g，砂仁6g，香附6g，陈皮6g，生姜3片。

凡脾虚。证见：少食便溏，咳嗽，易汗，小便清长，夜寐不安。

治则：以健胃益气为法。

方选：六君子汤加减。

方组：人参3g，白术10g，茯苓10g，生甘草6g，菖蒲6g，远志 6g，陈皮 10g，半夏 10g，大枣 5 枚，生姜 3 片。

凡命门火衰。

证见：脾虚，纳呆，久痢久泻，肤冷腹痛，四肢不温。

治则：当以温运脾肾阳虚为法。

方选：四神丸合理中汤为治。

方组：人参 3g，白术 10g，甘草 6g，干姜 3g，肉果 3g，吴萸 6g，五味子 6g，破故纸 6g。

凡脾不化湿，湿热内蕴。

证见：身重发黄，纳差神疲，呕吐恶心，腹痛便溏。

治则：当以清热化湿为法。

方选：茵陈五苓散加减。

方组：白术 10g，泽泻 10g，猪苓 10g，桂枝 6g，茯苓 10g，滑石 10g，生甘草 6g，茵陈 10g。

4 肺病

【外感风寒不解，化热上灼肺金】

证见：身热，咳嗽，咽喉肿痛，音哑，尿赤便干。

治则：以清火利咽为法。

方选：清咽宁肺汤为治。

方组：黄芩 10g，苦梗 10g，炙桑皮 10g，炒栀子 6g，生甘草 6g，前胡 6g，贝母 3g，知母 6g。

【火邪郁肺】

证见：咳嗽声重，口干苦，或气上逆而咳喘者。

治则：当以泻肺火为法。

方选：泻白散为治。

方组：炙桑皮 10g，地骨皮 6g，生甘草 6g，粳米少许。

【肺气不足，体素虚寒】

证见：咳嗽，心悸，气短，纳差或咳痰中带血者。

治则：当以益肺散寒为法。

方选：生脉饮加百合，炮姜，藕节为治。

方组：人参 6g，麦冬 10g，五味子 6g，百合 10g，炮姜 3g，藕节 10g。

【寒哮】

近冷哮剧，兼外感时尤甚，咳喘兼见发热恶寒，纳差或呕恶者，为痰饮之证。

凡寒哮者，用冷哮丸为治。凡寒饮者，治当以小青龙汤为治。

方组：桂枝 6g，炙麻黄 3g，白芍 6g，干姜 6g，细辛 1g，半夏 6g，五味子 6g，生甘草 6g。

【伤寒表不解，寒邪余热，壅阻于肺】

证见：喘而汗出咳嗽，痰多。

治则：当以散寒清肺热为法。

方选：麻杏石甘汤为治。

方组：炙麻黄 3g，炒杏仁 10g，生石膏 10g，生甘草 6g。

【病久咳，寒邪入肺，寒伏化热】

证见：咳嗽，气逆，口干，痰中带血，咳痰不爽。

治则：以清肺散寒为法。

方选：麦门冬汤为治。

方组：人参 3g，麦冬 6g，半夏 6g，甘草 6g，大枣 5 枚，粳米少许。

【咳嗽伤肺，阴虚久咳不愈】

证见：咽喉肿痛，咳嗽，咳痰不爽或痰中带血。

治则：以清肺养阴为法。

方选：百合固金汤加减为治。

方组：百合 10g，生地 10g，熟地 10g，麦冬 10g，白芍 10g，当归 15g，元参 10g，贝母 6g，苦梗 10g，生甘草 10g，射干 6g，青黛 6g。

【外感风热者】

证见：发热微恶风，咳嗽，为风热束表。

治则：当清肺疏风为法。

方选：桑菊饮为治。

方组：桑叶 10g，菊花 10g，连翘 10g，苦梗 10g，芦根 15g，生甘草 6g，杏仁 6g，薄荷 3g。

【肺气不降痰饮内阻】

证见：喘不得卧，喉中有痰鸣音，或胸憋发痛者。

治则：当泻肺水，行气，化痰为法。

方选：葶苈大枣泻肺汤加三子养亲汤为治。

方组：葶苈子 15g，大枣 5 枚，白芥子 6g，铅苏子 10g，莱服子 10g。

【肺胃虚寒】

证见：咳喘，胸胁逆满，或痛引于背。

治则：当以散寒，温肺，开郁为法。

方选：小青龙汤加减。

方组：桂枝 6g，麻黄 3g，白芍 10g，干姜 6g，细辛 3g，半夏 10g，五味子 10g，生甘草 6g，全蒌 10g。

【肺肾两虚】

证见：心悸、气短、潮热，颧红喘咳。

治则：以益气阴，补肺肾为法。

方选：生脉饮加减为治。

方组：人参6g，麦冬10g，五味子10g，生姜3片，大枣5枚，川贝6g，百合10g，生地6g。

【肺痈】是肺叶上生痈，形成脓疡的一种病症。

证见：咳嗽，胸痛，发热，咯吐腥臭浊痰，或脓血相兼为其特点。病在肺，为邪盛的实热证。在临床上分四期，一为初期，二为成痈期，三为溃脓期，四为恢复期。

治则：以清热解毒，化瘀排脓为法。

(1) 初期：以清肺解表为主。

方选：银翘散加减。

方组：银花10g，连翘10g，芦根20g，竹叶10g，桔梗10g，甘草6g，川贝6g，牛蒡子10g，前胡10g，豆豉10g，薄荷6g，桑叶10g，生石膏20g，黄芩10g，杏仁10g。

(2) 成痈期：治以清肺化瘀消痈。

方选：《千金》苇茎汤加减。

方组：芦根60g，薏仁米30g，桃仁10g，冬瓜仁50g，苦梗30g，生甘草10g。

(3) 溃脓期：治以排脓解毒为甚。

方选：加味桔梗汤加减。

桔梗50g，甘草10g，贝母6g，桔仁10g，银花20g，薏苡仁

50g，黄芪 30g，黄芩 10g，葶苈子 10g，白芨 10g。

【肺萎】

证见：肺叶痿弱不用，是肺脏慢性虚损性疾病。以咳吐浊唾涎沫为主症。又分虚热证和虚寒证两种，临床上虚热证为多见。但久延伤气，亦可转为虚寒证。虚热证咳吐浊唾涎沫其质粘稠或痰中带血，咳声不扬，音哑，气急喘促，口渴，咽燥，午后潮热，舌红少津，脉虚而数。

治则：滋阴清热，润肺生津。

方选：麦门冬汤加清燥救肺汤加减。

方组：麦冬 20g，人参 6g，粳米 15g，大枣 5 枚，半夏 10g，甘草 6g，杏仁 10g，炙鳖甲 10g，地骨皮 12g，胡麻仁 6g，阿胶 6g(烊化后兑服)。

虚寒证：证见咯吐涎沫清稀量多，不渴，气短促，头眩晕，神疲倦怠无力，纳差，形寒肢冷，小便数，舌质淡少苔，脉虚无力。

治则：以温肺益气为法。

方选：人参甘草汤为治。

方组：人参 6g，甘草 10g，生姜 10g，大枣 5 枚。

(4) 恢复期：除益气阴健脾胃，应重视饮食调理。

治则：以阴补肺为法。

方选：沙参清肺汤加减。

方组：沙参 10g，黄芪 20g，太子参 10g，杏仁 8g，白芨 3g，桔梗 15g，甘草 3g，冬瓜子 10g，贝母 6g。

【肺胀】

凡咳而上气，其人喘，目如脱状为肺胀，脉浮大者，属热于外，水饮内作，内外合邪。

治则：以宣肺泄热，降逆平喘为法。

方选：越婢加半夏汤为治。

方组：麻黄 10g，生石膏 20g，生姜 10g，大枣 10 枚，生甘草 6g，半夏 15g。

若肺胀，咳而上气，烦躁而喘，脉浮者，心下有水。当以本症，外感寒邪，症状相似，而咳喘并重。

方选：大青龙汤加减。

方组：麻黄 6g，芍药 10g，桂枝 10g，细辛 3g，生甘草 6g，五味子 10g，半夏 10g，生石膏 30g。

5 肾病

【肾阴不足】

证见：气色无华，神疲，腰痛，下肢酸楚无力或酸痛，舌红少津，脉多沉数无力。

治则：以滋补肾阴为法。

方选：六味地黄丸加减。

方组：熟地 10g，山萸肉 10g，山药 10g，茯苓 10g，丹皮 10g，泽泻 10g，菟丝子 10g，五味子 6g。

【肾阳不足】

证见：下元虚冷，腰膝无力或冷痛，小便色白，尿多清长，为肾阳虚而不能摄水。

治则：固肾气，温暖下元为法。

方选：八味肾气丸为治。

方组：熟地 10g，山萸 10g，山药 10g，茯苓 10g，泽泻 10g，丹皮 10g，肉桂 3g，炙附子 6g。

【肾阳亏耗，水湿泛滥】

证见：心悸、水肿、纳减、口干不欲饮，或兼见咳嗽，气短，头晕目眩，体倦无力，苔薄白，脉沉细无力。

治则：以温阳化水为法。

方选：真武汤加减为治。

方组：茯苓 10g，白术 10g，附子 6g，白芍 10g，干姜 6g，陈皮 10g，滑石 10g，大枣 5 枚。

6 胆病

【胆热邪实】

证见：口干苦，头晕痛，易怒，呕吐苦水，目干涩或痛，小便赤黄大便不爽。

治则：以清肝热泻肝火为法。

方选：龙胆泻肝汤加减。

方组：当归10g，生地10g，木通6g，泽泻10g，柴胡6g，黄芩10g，竹茹10g，栀子10g，车前子（布包）10g，大黄3g，滑石（布包）10g。

【胆经郁热】

证见：心悸惊而烦，神倦不安，头昏胸闷，尿赤便干。

治则：以清胆热安神宁志为法。

方选：茯神散加减为治。

方组：茯神15g，麦冬10g，白鲜皮10g，地骨皮10g，生甘草10g，酸枣仁（研）10g，沙参10g，钩藤10g，天竺黄10g，滑石(布包)10g，竹叶3g。

【心虚而胆怯】

证见：伤于惊恐，遇事易惊，睡眠不实，易梦中惊醒。

治则：以养心温胆为法。

方选：温胆汤如治。

方组：半夏10g，枳实10g，竹茹10g，陈皮10g，生甘草10g，茯苓10g，生姜5片，大枣5枚。

7 胃病

【胃病有积热】

证见：牙痛，头痛，口苦咽干，肿痛，尿赤便干，胸满腹胀则当以清胃泻火为法

方选：清胃散为治。

方组：当归10g，地黄10g，丹皮10g，升麻6g，黄连6g，生石膏15g。

【胃有寒者】

证见：胃脘疼痛，得热痛减，喜热饮，遇寒痛加剧，肢体痛，

舌苔白，脉细迟。

治则：以温胃散寒为法。

方选：良附丸合高良姜汤加减。

方组：高良姜6g，厚朴10g，当归10g，肉桂3g，生姜5片，香附10g，佛手10g，生甘草6g。

【食滞胃脘】

证见：嗳腐吞酸，不思饮食。恶心，脘腹胀满疼痛拒按，舌苔黄，脉滑。

治则：清热导滞为法。

方选：调胃承气汤合小承气汤为治。

方组：大黄6g，生甘草10g，厚朴10g，枳实10g，芒硝（分冲），6g鸡内金15g，生姜3片。

【胃气虚弱，脾阳亦虚】

证见：胃纳差，饮食稍多即吐，神疲无力，喜暖恶寒，小便清长，大便溏薄。

治则：当益气健脾胃为法。

方选：香砂六君子汤加减为治。

方组：党参10g，白术10g，茯苓10g，生甘草10g，菖蒲6g，陈皮10g，半夏10g，砂仁10g，香附10g，生姜3片，大枣5枚。

【肝气上逆】

证见：胃脘痛，呕吐，呃逆，四肢清冷，遇寒即呕吐。

治则：以温胃止逆为法。

方选：吴茱萸汤加减为治。

方组：人参 6g，吴茱萸 10g，生姜 10g，大枣 5 枚，半夏 10g，竹茹 10g。

【寒证呃逆】

证见：胃脘胀满，升降失司，呃逆不止，舌白苔腻，脉迟细小。

治则：当温中散寒止呃为法。

方选：丁香柿蒂汤为治。

方组：人参 3g，丁香 6g，柿蒂 10g，生姜 10g。

【胃火上冲】

证见：口苦咽干，胸满脘胀，口渴，尿赤便干，舌苔黄腻，脉沉数有力。

治则：当清热泻火法。

方选：大黄、黄连、黄芩泻心汤为治。

方组：大黄 6g，黄连 10g，黄芩 10g。

【胃有血瘀】

证见：胃脘刺痛，痛处不移而拒按，或大便色黑或兼有呕恶者，舌有瘀斑。

治则：当以活血逐瘀为法。

方选：桃仁承气汤为治。

方组：桃仁 10g，大黄 6g，桂枝 8g，生甘草 6g，芒硝（分冲服）6g。

【湿热阻滞】

证见：呕吐，泄泻，食欲不振，食滞作痛，腹痛泄利者。

治则：以芳香化湿为法。

方选：藿香正气散合周氏回生丹为治。

方组：厚朴 10g，陈皮 10g，苦梗 10g，白术 10g，半夏 10g，白芷 6g，茯苓 10g，藿香 10g，生甘草 10g，肤皮 10g，生姜 3 片，大枣 5 枚。

8 大肠病

【久泄不止，大肠虚弱】

证见：泄泻后，脱肛，神疲，纳减，腹痛等。

治则：以厚肠固脱为法。

方选：真人养脏汤为治。

方组：诃子肉 10g，肉果 6g，木香 6g，肉桂 6g，人参 6g，白术 10g，当归 10g，白芍 10g，生甘草 6g。

【血虚肠燥便秘】

证见：病后体虚，大肠液亏，大便难。

治则：以养血润燥通便为法。

方选：当归五仁汤为治。

方组：当归 30g，杏仁 10g，郁李仁 6g，桃红 10g，冬瓜仁 30g，麻子仁 10g，生姜 3 片。

【热盛便秘】

证见：面赤身热，烦躁不安，口燥唇焦，尿赤，便秘，舌苔黄，脉数。

治则：以清热通下为法。

方选：凉膈散为治。

方组：大黄 6g，芒硝 6g，生甘草 10g，山栀子 10g，薄荷 6g，黄芩 10g，连翘 10g，竹叶 3g。

【大肠湿热】

证见：脏毒下血，色紫暗混浊，肛门肿痛，舌苔白或微黄，脉濡滑。

治则：当清化湿热为法。

方选：加味赤小豆当归散。

方组：黄连 10g，炙槐角 10g，大黄 3g，当归 15g，赤小豆 15g，生甘草 6g。

【肠痈】

证见：腹痛，拒按，脉迟而紧。脓未成者，治当以祛逐血瘀为法。

方选：大黄牡丹皮汤为治。

方组：大黄 6g，丹皮 10g，桃仁 10g，冬瓜仁（研）30g，芒硝（分冲服）6g。

凡脓已成，治以排脓为法。

方选：排脓散加味。

方组：枳实 6g，芍药 10g，桔梗 10g，冬瓜仁 15g，薏仁米 30g，栀子 6g，生甘草 6g，生姜 3 片。

9 小肠病

【小肠火盛】

证见：口干苦，或口腔糜烂，小便色黄，或出现尿血，烦躁不眠，脉细数，舌红少苔。

治则：以凉血清小肠之热为法。

方选：导赤散加减。

方组：连翘10g，栀子10g，黄连6g，木通6g，滑石10g，大黄3g，藕节10g，茅根10g，竹叶3g，生甘草6g。

【小肠虚寒】

证见：肠鸣泄泻，口干不欲饮，纳差，小腹隐痛喜按，或小便痛剧，或绕脐痛或呕恶。

治则：以温通小肠为法。

方选：吴茱萸汤加味为治。

方组：人参6g，大枣5枚，吴茱萸10g，生姜5片，川楝子6g，扁豆6g，陈皮6g，半夏6g。

【小肠实热】

证见：口干苦，心悸，胸闷烦躁，小便不利或亦涩，小腹急痛。

治则：以清实热利小肠为法。

方选：木通散为治。

方组：木通 6g，赤芍 10g，黄芩 10g，当归 10g，车前子 10g，槟榔 6g，生甘草 10g，竹叶 6g。

10 膀胱病

【太阳病热结膀胱】

证见：小腹硬满，其人如狂。

治则：当活血祛瘀为法。

方选：桃仁承气汤为治。

方组：桃仁 10g，大黄 6g，桂枝 6g，生甘草 6g，芒硝（分冲服）3g。

【太阳病蓄血膀胱】

证见：小腹硬满，其人发狂，小便自利，脉沉结。

治则：当逐血瘀为法。

方选；抵当汤为治。

方组：水蛭 3g，䗪虫 6g，桃仁 6g，大黄 3g。

【湿热下注膀胱】

证见：少腹急满，或小便不利，或淋痛血尿。

治则：以清热通淋利尿为法。

方选：八正散加味为治。

方组：木通 6g，巨麦 6g，滑石 10g，车前子 6g，生甘草 6g，栀子 6g，大黄 3g，灯心 6g，海金沙 6g，扁蓄 6g。

【膀胱水蓄】

证见：微热消渴，小便不利。为气化不利所致。

治砌：以温阳通利小便为法。

方选：五苓散为治。

方组：桂枝 10g，茯苓 10g，泽泻 10g，白术 10g，猪苓 10g。

【燥在上焦，膀胱气化不利】

证见：口干舌燥，干咳，小便短涩不利。

治则：当润肺燥以滋水源为法。

方法：生脉饮加减为治。

方组：党参 10g，麦冬 10g，五味子 10g，生甘草 6g，滑石 10g。

【热在上焦，膀胱气化失利】

证见：口渴，小便不通，或小便点滴色黄。

治则：清肺热，以滋化水源为法。

方选：导赤散加减为治。

方组：连翘 10g，栀子 6g，黄连 3g，木通 6g，滑石 10g，大黄 3g，黄芩 6g，生甘草 3g。

【膀胱虚寒】

证见：小便频效，或梦中遗尿。

治则：以益气固摄为法。

方选：桑螵蛸散加味为治。

方组：人参 3g，茯苓 10g，龙骨 10g，菖蒲 6g，远志 6g，当归 6g，炙龟板 6g，桑螵蛸 10g，益智仁 10g，麦冬 10g，五味子 6g，浮小麦 10g。

三、杂病验案

1 血栓性静脉炎

血栓性静脉炎，临床上并非偶见，以肢体疼痛为主要表现。且疼痛弥漫而明显，中医文献中虽没有本病的论述，但根据本病的临床所见，可发病于肢体外伤，手术及下肢静脉曲张，局部或其他部位的感染，或因静脉注射一些刺激性的药物所致。或又可由于手术后失血过多耗气，血流缓慢，瘀血留滞于脉络诱发本病。

在治疗上，多消瘀通络或活血化瘀为法。使气血通畅，血活瘀散。使受伤的脉络得以改变。凡偏于气虚者，亦可益气，偏于阳虚有寒者，当以温阳散寒为法。均可使局部形成的血栓消散，缓解血栓的形成。

【病例】

钱某，女，48 岁，1988 年 5 月初诊。

主诉：本人身体素质尚可，一年前因骑车不慎摔伤，头部外伤出血，下肢青肿血瘀，对症治疗后未再观察治疗，今年以来右下肢胫骨外侧时有疼痛，且肿，昼轻夜重。某院曾按风湿治疗月余，效果不佳，又求某院查为血栓性静脉炎，注射及服用西药，病情有所好转。出院后月余，病复如故，下肢肿痛，后来我院，要求服用中药治疗。

证见：右下肢胫骨外缘肿痛，按之硬，压痛弥漫而明显，动则痛剧，夜间尤甚。舌质红，舌苔薄白，脉弦细。

证属：气滞血瘀，脉络闭阻。

治则：活血化瘀，通络止痛。

方选：加味桃仁四物汤为治。

方组：桃仁 10g，红花 10g，当归尾 10g，赤芍 10g，川芎 10g，牛膝 10g，地龙肉 10g，丹参 30g，皂刺 6g，炙没药 6g。

患者服药四十余剂，病情日渐好转，肿痛消失。诸药合用，以疏通血脉之瘀，瘀散脉络通而痛止。后来追访一年多，未再复发。

2 痿躄

痿躄一证，临床亦为常见，发病初期多表现为下肢痿弱无力，进而手足日趋痿软，肌肉麻木不仁，皮肤干枯不泽，多数患者可同时兼见头不欲抬，颈项酸软无力，重则手不能摄物，两足不能任地。经曰：“五脏皆能令人痿，非独肺也。”痿躄一证病因病机错综复杂，与五脏六腑十二经脉关系密切，根据“治痿独取阳明”的古训，执简驭繁治疗本病，收到了满意的效果。

【病例】

李某，女，33 岁，1986 年 9 月 16 日初诊。

患者平时身健少病，近两月身体不适，发病前，自觉下肢痿弱无力。失治月余，近感头晕重而不欲抬，颈项酸软不欲转侧，尤感手乏力而不能摄握食物，下肢及腰膝皆酸楚乏力。两足不能任地，生活已不能自理。

证见：患者面色无华，精神萎靡，懒言，皮肤干枯不泽，肌肉松弛不任，伴见口干而少津，食纳差，心悸气短，尿赤便不爽，舌质淡舌苔黄腻，脉沉细无力。

证属：肝肾阴虚，湿热伤筋，筋脉失养。

治则：清热燥湿，益气生津，滋补肝肾。

方选：清燥汤加味。

方组：人参6g，白术10g，黄芪15g，升麻6g，陈皮10g，当归10g，生甘草6g，苍术10g，泽泻10g，猪苓10g，黄柏10g，寄生10g，生地10g，丹参10g，神曲10g，麦冬10g，五味子10g，丝瓜络10g。

患者经服药后，诸证明显好转，服药40剂，恢复到生活能自理，精神好，食纳佳，体重增加，活动有力，治疗观察一个半月取得满意疗效。

清燥汤为李东垣方，功能：清热凉血，燥湿，补益肝肾为用。凡痿躄一证，是临床上较为棘手的疾患，病因与经脉关系密切。凡十二经脉及奇经八脉，内属于五脏，外络于肢节，行气血营阴阳，濡筋骨而利关节。冲脉者为经脉之海，主渗灌溪谷与阳明合于宗筋。阳明乃宗筋之会……故阳明虚则宗筋纵，带脉不引，故足痿而不用，是临床上治疗痿躄的依据。

肺为五脏之华盖，主一身之气，其性燥而畏火，肺受热则金失所养，木寡于畏，而侮所胜，木邪胜而脾胃伤，肺热则不能营摄一身之气。脾伤则四肢不能为用，而痿证作矣。

胃为五脏六腑之海，主润宗筋，阳明实则宗筋润。而能束骨利关节。

方中人参、麦冬、五味子，具有补益气阴之功效。人参、白术、黄芪、升麻、柴胡、陈皮、当归、生甘草相伍，乃补中益气汤，具有益气升阳，调和脾胃的功能。苍术、泽泻、猪苓燥湿，渗湿利尿；黄连、黄柏更具有清热燥湿之功；生地凉血养阴；神曲消化食滞；笔者于方中加牛膝、桑寄生，取其补肝肾，强筋骨而引药下行；丹参功兼四物汤而长于活血养血。在治疗“痿躄”一证时，应各补其荣，而通其俞，调其虚实，和其顺逆，筋脉骨肉，各以其时，受月则病已矣。为古人提出的“治痿独取阳明”的奥妙之所在。

3 视神经萎缩

视力低下及视神经萎缩，虽非一证，但在病因及病理变化上有其共同点，中医认为“肝开窍于目”，“目得血而能视”。因此视力低下及视神经萎缩多为肝血不足，目失所养。

本病在病因及病理变化上，与五脏中肝、脾、肾三脏关系密切。经曰：“瞳孔主肾，肾为先天之本，五脏六腑之精气，皆藏于肾而注于目。脾为后天之本，气血生化之源。若脾气虚不能统摄血液，气血生化不足，则肝血不足，肝不能藏血，目失濡养，肾气虚则不能上荣于目。”故曰：“气脱者，目不明。”

证见：目干涩或痛，视力减退。模糊不清，而视神经萎缩，重则可导致双目失明。

在治疗上视力低下有先天不足及后天失养的病因存在。治先天当补益肝肾为主。治后天当以调理脾胃为法。综合以肝、脾、肾三脏为治。

治则：健脾养肝明目。

方选：自拟方。

方组：菊花 10g，草决明 6g，青葙子 10g，鸡内金 10g，山药 6g，焦三仙 20g，石斛 10g，党参 10g，合欢皮 20g，生甘草 6g。

本病兼见气滞血瘀，冲任失调，闭经或月经量少，可与桃仁四物汤合用。若见肾阴不足，如眼目干涩，腰酸腿软等当合用杞菊地黄丸。

视神经萎缩的发病临床上较偶见，病理上可表现为外眼正常，但视野呈向心性缩小，眼底可见乳头颜色变浅，重则苍白，视网膜早期正常，后期变细，黄斑部中心反射消失，视力模糊不清，多发生于一般急性高热以后，引起视神经炎症。也可由其他疾病诱发。中医曰“青盲”。

【病例】

于女，41 岁，1994 年 1 月初诊。

患者一周前发热 39℃头晕，恶心呕吐，经地区医院诊断为病毒性感冒。发热持续三天，仍头痛，两周后患者发现视力极度模糊不清，眼干涩抽痛。经医院检查，诊断为视神经萎缩。

证见：头痛，目干涩时有抽痛，视物模糊不清，看报纸一片黑，视力不足0.1。口干苦，食纳差，尿赤便干，烦躁易怒，舌质红，苔黄，脉弦数有力。血压160/95mmHg。

证属：肝肾阴虚阳亢，热盛伤阴。

治则：清肝热，养阴明目。

方选：羚羊勾藤汤加减。

方组：羚羊角6g，钩藤10g，桑叶10g，生地30g，白芍10g，生甘草6g，山萸肉15g，枸杞子15g，泽泻10g，丹皮6g，全蝎3g，青葙子15g。

本例患者服上方50余剂，症状明显好转，视力明显恢复，头痛已愈，血压稳定，食纳佳，二便正常。后将上方加减去羚羊角、钩藤、桑叶，加熟地15g，山药15g，当归15g，以补阴血之不足。故在治疗上取得良好效果。经云："精气夺则虚。"然肝肾同源，肾水亏虚，肝失所养，则气血不能上荣于目，或皆七情之郁，肝开窍于目，郁怒伤肝，在病理变化上应强调整体观。探本求源，辨证施治，均能恰到好处。方中佐加全虫，意在目疾病位居上，全虫可引药入巅顶而达睛，发挥更好的疗效。

4 甲状腺机能亢进

甲状腺机能亢进亦属中医常见的疾病，属于中医学中的“瘿病”和“中消”的范畴，中医认为本病与情志关系密切，由情志不调为诱因，凡情志内伤，肝气郁结，气郁化火，火盛伤阴。表现烦躁、心悸、汗多等阴虚火亢的病理变化，然热灼胃津而消谷善饥，消瘦，无力，动则易汗，阴虚则肝旺，肝热上攻，肝火上炎，而兼见手震颤，心悸动，眼球弩张，突出。火盛灼津为痰，痰与肝气上逆，郁结于颈，而为瘿肿及痰核之类。故病因多为气郁所致。

凡瘿肿，治当平肝解郁，滋阴降火为法。临床肝郁与阴虚的症状表现居多。

证见：精神疲困，消瘦，心悸气短，烦躁面红目赤，舌质红，苔薄黄，脉弦数。甲状腺轻度肿大。质软、无结节状。

证属：阴虚火旺，痰气郁结。

治则：清热养阴，平肝化痰。

方选：生脉饮合增液汤加减。

方组：党参 10g，麦冬 10g，五味子 10g，生地 10g，元参 15g，夏枯草 30g，合欢皮 15g，浙贝 10g，白芍 10g，天花粉 15g。

凡表现阴虚火旺者，可倍加生地，凡肝郁者，平肝解郁加郁金 10g，钩藤 10g，诸药配合滋阴清热解郁平肝化痰，效果最佳。

5 过敏性支气管哮喘

支气管哮喘，在发病过程中，大多数患者经变态反应证实，普遍存在着不同的过敏源，如花粉、螨、尘等过敏因素。本病有一定的季节性，但一年四季均可发病。

中医认为过敏性支气管哮喘亦属哮喘的范畴。在辨证上，依其病理变化的虚实寒热，肺气虚，脾气虚及肾气虚者为多见。肺气虚则呼吸不利或咳喘气急，少气懒言，语声低沉，咳嗽声轻，咯痰无力，肺主皮毛，肺虚则卫外不固，故时常因季节气候变化为诱因，反复喘咳发作。

实证者，发病时多兼见发热，恶寒，呼吸气促，咳喘不得卧，口干苦，食纳差，恶心，呕吐，痰延壅盛，尿赤，便干。凡实证者，皆有阳盛和热证。

凡患者体虚而偏于寒者，哮喘发作证见：咳喘痰多，痰色稀白或呈黏条状，食纳差，恶心，胸闷发憋气短，口不渴或喜热饮，或鼻塞，流清涕，畏寒的体征。

中医认为本病在病因及病理变化上，与肺、脾、肾三脏的关系最为密切。

肺主气司呼吸，主宣发，肃降，邪气犯肺，痰浊阻肺以致肺实不鸣，咳喘而气促，气急。

脾主运化，脾虚则运化无能，水湿内停，湿热互结、清浊不化，湿痰壅盛。故曰脾为生痰之源，肺为储痰之器，两脏皆病，宗气不足，脾气亦虚。肾为气之根，主水，司开合，主纳气，若肾气虚则气化元能，摄纳无权，呼吸气短，动则咳喘加剧。

痰为本病的病理变化产物，痰郁于肺发为咳喘，痰郁于胃，发为呕吐恶心，痰气郁结咽喉，则咽喉不利，痰涌聚，喉中梗阻，支气管哮喘，反复不愈者，多为内因，内伤所致。在五脏中肺脾两脏同治，凡肺气已伤，必补脾气。若脾气已伤，肺气亦困，当补其脾肺为治。凡哮喘病久，均可导致气血津液的不足。若哮喘病经年累月不愈者，皆因未能治本，正气未能复固。治当标本兼顾，朴肾纳气，强健脾胃，病皆可愈。

【阴虚热盛】

证见：哮喘频繁发作，入夜加重，喘息痰鸣，不得卧，痰少黄黏，脉沉细而数。舌红少津。

治则：清热养阴，止咳平喘。

方组：炙麻黄 3g，杏仁 6g，生石膏 10g，生甘草 6g，苏子

6g，莱菔子 6g，生地 6g，元参 6g，百合 6g，黄芩 6g，大黄 3g。

【寒饮犯肺】

证见：哮喘，不分昼夜，咳喘，痰多稀白，遇寒加剧，食纳尚可，干呕，胸满发憋，口不满或喜热饮，小便清长，大便溏薄，脉浮紧或弦紧。舌白少苔。

治则：温化痰饮，止咳平喘为法。

方选：小青龙汤加减。

方组：麻黄 3g，桂枝 3g，白芍 6g，干姜 6g，细辛 1g，半夏 6g，五味子 6g，防风 6g，生甘草 6g，辛夷 3g。

【气阴不足，肺脾两虚】

证见：咳喘，纳差，形体消瘦，烦躁，易汗，夜寐不安，尿赤便干，哮喘伴有心悸，哮鸣音明显，痰黄白，脉数，舌红少津。

治则：益气阴健脾，止咳平喘。

方选：生脉饮合二陈汤加减。

方组：党参 6g，麦冬 6g，五味子 6g，陈皮 6g，半夏 6g，茯苓 6g，生甘草 6g，焦三仙 10g，百部 6g，白果 3g。

【肺失宣降，痰浊郁闭】

证见：咳喘，哮鸣音重，头晕心悸，气短发憋痛，口干苦，食纳差，痰多痰浊，喘不得卧，小便清长，大便溏薄，舌白苔滑，脉沉缓无力。

治则：降气平喘，开郁化痰为法。

方选：苏子降气汤合葶苈大枣汤加减。

方组：苏子6g，厚朴6g，半夏6g，当归6g，陈皮6g，生甘草6g，葶苈子6g，大枣5枚，肉桂3g，白芥子6g，生姜3片，沉香面1g，分冲服。

支气管哮喘，是临床上比较棘手的疾患，无论小儿、成年人发病率均高，尤其学前儿童发病最高，但只要能治疗得法，巩固疗效，均可痊愈。

金元医家，朱丹溪氏，首创哮喘之名，历代医家论治颇多，而病机上，哮喘“专主于痰”。主要为痰气交阻，闭塞气道，肺失肃降，肺窍被阻，气则不宣，咽中痰鸣，咳喘气急，呼吸困难、胸闷憋痛。故因痰而致病，治在化痰，豁痰。治其本源，辨治立法，多有妙处！

6 肩周炎

肩关节周围炎引起的肩关节囊及关节周围软组织的一种退行性及炎症性疾病，本病属于中医学“痹症”的范畴，一般又称之为“漏肩风”或“肩凝症”。凡本病患者多发于50岁左右，故又有“五十肩”之说。其发病多由积累性损伤或感受风寒引起发病。

患者肩痛常经久不愈或有时急性发作。临床表现肩部疼痛，多呈广泛性钝痛，且多昼轻夜重。急性期痛如刀割，患部不可按压。肩关节活动，主动性或被动性运动障碍。如举臂外旋、外展、伸屈等受阻受限，影响正常的生活起居和工作，若失治亦可造成肩关节周围组织粘连，导致功能障碍。甚则肌肉萎缩病程可延续数月、数年。

中医学认为本病在发病上与人的年龄有关，凡正气不足，血虚，筋骨失于濡养，外受风寒或湿热之邪，痹阻经络，又加之过劳损伤局部组织所致。

治则：祛风通络止痛，养血荣筋。

方组：桑寄生30g，鸡血藤30g，生桑枝30g，桃仁10g，红花10g，乳香6g，炙没药6g，防风10g，透骨草10g。

注：本方煎服后药渣加水煮沸可外薰洗，内服外用效果俱佳。

7 荨麻疹

荨麻疹中医称“痦瘟”，风疹块。俗名鬼饭疙瘩，是临床常见病。本病多因汗出受风，或乘凉外露为风邪犯表所致。发病初期皮肤作痒，次头面、四肢、胸背部、腹部散在或成片的扁平疙瘩，而瘙痒极重。荨麻疹属于过敏性疾患，且诱发的因素较多，如表现为季节性和食物过敏的因素等。为了减少发作，对症治疗外，还应注意过敏源。

证见：面部、胸、背及四肢皆已见荨麻疹。两天来时起时消，恶风，遇风即起蔓布全身。奇痒，早晚较剧，食纳尚可，二便通和，面色红润，舌红，舌苔薄白，脉细数。证属湿热犯表。

治则：清化湿热，和血解毒，散风止痒。

方选：防风通圣加减。

方组：防风6g，荆芥6g，连翘6g，麻黄3g，薄荷6g，川芎6g，当归6g，白芍6g，白术6g，栀子6g，大黄3g，芒硝3g，生石膏10g，黄芩6g，桔梗6g，滑石10g，菊花6g，生甘草6g。

临床上由于本病的发病因素不同，除风湿合邪，与脏腑的积热关系密切。部分患者又存在着某些食物过敏的因素，故在治疗上，以防风通圣丸方加减为治。若遇有食物过敏者，除告诫禁忌过敏源外，在方中加辛夷花、柴胡、乌梅等具有抗过敏的药物，亦很显效。

笔者认为本病治愈后，应本着健运脾胃，排除胃肠积滞，而能调畅气机，益气固表，以提高患者的自身免疫力和必要的节戒饮食，就可以控制本病的反复发作。

8 尿毒证

尿毒症是临床上棘手的疾患。由于肾功能衰竭，尿液排泄障碍，导致中毒的证候群。

中医认为本病的病因与肾的关系密切。如《灵枢》云：“骨气虚则厥。”张仲景《伤寒论》曰：“……若不尿，腹满加秽者难治。”又云：“……心下悸，头眩，身润动，振振欲擗地者，真武汤主之。”而且在《金匮要略》一书中也有这样的论述：“假令瘦人脐下有悸，吐延沫而颠眩，此水也。”人体的水液代谢依肺、脾、肾三脏来完成。肾者主司气化，若肾气虚，则小便不利。肾为先天之本，凡五脏之精气皆藏之于肾，肾气不足，则封藏失职，精气外泄有形可见，无形者为所不知，如尿中蛋白尿频之。未经化验分析，析只知尿液浑浊，经尿检白细胞、红细胞、蛋白管型等是否应视为肾中之精气外泄。脾为后天之本，具有运化之功，水湿得以运化和输布，为制水之用。胃为水谷之海，主纳水谷，脾为生化之源，故在病机及病理变化上，尿毒症与肺、脾、肾三脏有密切的关系。中医认为尿毒症源于肾阳衰微，真阴耗劫，使肾脏本身功能低下，因脾虚，气血生化不足，形成气血俱虚。肾失于气血的濡养，则肾的气化失利，功能衰退，因气化失司，小便不利以致尿闭。故可视为脾肾两脏俱虚之证，在治疗上当以调补脾肾为法。

凡尿毒症患者早期为肾炎或慢性肾盂肾炎，随着肾功能衰退而成尿毒症。早期可治，凡依靠血液透析者多为难治。

【病例】

孙某，女，51 岁，1990 年 3 月初诊。

患者肾炎，病程 5 年，后为某院诊断为慢性肾盂肾炎，长期浮肿，尿少，兼高血压，头晕痛，手足麻木，口干苦，失眠多梦，腰背疼痛，下肢浮肿。因病程日久，肾阴亏虚，阴虚阳亢，阴津不足，则水不涵木，以致阳亢，头痛失晕，兼见虚风内动，多为重证危候。尿检查蛋白（++），红细胞（++），白细胞 (+)，颗粒管型偶见。

证见：腰痛，浮肿，头晕，纳差，尿少，手足麻木。BP180/100mmHg，

证属：阴虚阳亢，肾失气化。

治则：平肝潜阳，健脾益肾行水为法。

方选：真武汤合羚羊钩藤汤裁化。

方组：茯苓 30g，白术 10g，白芍 10g，干姜 6g，羚羊角 6g，生地 10g，炙龟板 10g，麦冬 10g，生龙牡各 10g，珠珍母 10g，当归 10g，白丑 10g，生甘草 6g，钩藤 10g。

患者服药后症状好转，因病重日久，加肾虚气化不利，尿液仍少。因患者阴虚阳亢，血压高宜动风，故在方中加麦冬、炙龟板、

生地养阴滋液；生龙牡、珍珠母镇摄浮阳；羚羊角、钩藤平肝熄风；白芍、当归行血养血；茯苓、白术健脾化湿；佐加白丑以消瘀中行血；干姜祛寒温散为用。

本例患者依本方加减坚持服药和饮食调养，日趋好转，肾功能有明显的恢复，尿液化验偶见蛋白，精神好，食纳佳，二便正常。

凡本症患者，在治疗上，当重视培本的治疗，以复固其肾阴肾阳，则正气得以恢复，在治疗中也应健脾胃生化之机能，从中医的整体观出发，病有治者求之或不治者求之，被损害的肾功能不是不可能改变的。

9 阑尾炎

阑尾炎一证，属于中医“肠痈”一类的疾患，痈的成因《灵枢痈疽篇》曰：“寒邪客于经络之中，则血泣，血泣则不通，不通则卫气归之，不得复反，故痈肿。寒气化为热，热胜则腐肉，热腐则为脓。”而阳明大肠，多气多血，五脏中魄门，令水谷运化，而不得其气本属下达，当泻其毒。若妇人产后为病。

《外科正宗》更进一步说明肠痈是由于湿热，瘀血流入小肠所致。

其因有二：一妇人产后，体虚多卧，劳倦等劳累太过，凡产后瘀血不化累及肠中而成者。二食物失调，过饥过饱，伤及胃肠，又凡过食生冷寒物，助湿生痰，气机失调，气血凝滞，血瘀于病位所致。概括以寒温失调，湿热内侵，浊积瘀血，以及饮食不节，损伤胃肠等均为内因所致。

有关肠痈症状方面的论述，诊断和治疗上的方法，如《金匮要略》所云："肠痈之病，其身甲错，肤皮急，按之濡，如肿状，腹无积聚，身无热，脉数。此为肠内有痈脓，薏苡附子败酱散主之。"

又曰："肠痈者，少腹肿痞，按之即痛如淋，小便自调，时发热，自汗出，复恶寒，其脉迟紧者，脓未成，可下之。当有血，脉洪数昔脓已成不可下也，大黄牡丹皮汤主之。"为后世医家在对本病的治疗上掌握和治疗的主要关键。及脓未成则可攻下，脓已成不可下的规律的治疗原则。

【病例一】

李女，15 岁，1989 年 10 月初诊。

证见：腹痛、呕吐、尿亦便干，左下腹持续性疼痛，目赤，口干苦，舌红，舌苔黄，脉洪数有力，右下腹部有压痛感，体温 37.5℃，白细胞 18500/ 立方毫米。

证属：肠胃热滞成痈。

治则：清热解毒，通下行滞。

方选：大黄牡丹皮汤加味。

方组：大黄8g，丹皮6g，桃仁10g，冬瓜仁30g，双花20g，鸡血藤10g，芒硝6g，分冲服。

【病例二】

徐女，30岁，1991年4月初诊。

患者身体素质不强，食纳差，清晨感觉腹痛，伴有恶心，呕吐，午后痛加重，右下腹疼痛加剧。体温38℃，舌苔黄，脉细数。右下腹部有压痛。

证属：瘀热结滞大肠。

治则：通里行滞，清热解毒排脓。

方选：薏苡附子败酱散加味。

方组：薏苡仁30g，败酱草15g，当归10g，炙附子6g，大黄3g，冬瓜仁30g，生甘草6g。

大黄牡丹皮汤及薏苡附子败齿散及清肠饮都为治疗肠痈的有效方剂，总结前人之经验，在辨证中加减适当，皆可奏效。

病理上阑尾炎脓肿未成形，属热、属实者，大黄牡丹皮汤中大黄可重用，以通下使大便通畅为度。然后即可减量或不用，以防伤及正气。若服药后大便仍不通，可继续服用至大便通顺为止。

张仲景云："脓未成可下之，脓已成不可下之。属实的按之即痛如淋，属虚，痈脓已成，肤皮急，按之濡。"为古人的经验。

余认为，脓成与未成病位都在肠。凡胃肠积之。痞满燥实坚可下之。而本证亦应可下之或实者急下之，经曰：“六腑者，传化物而不藏”。故曰泻而不藏。肠胃以通为顺，以滞塞上逆为病，故腑气不通，积滞壅塞，气机不畅，血行受阻，唯下之才通畅，邪去正复病可痊愈。

10 肾囊肿

肾囊肿是现代医学的名称，临床又有多囊肾的病变。是为肾脏的一种水瘤病变。当肾的囊肿逐渐增大时，正常的肾脏组织被侵蚀，则可出现腰痛，痛可放射至膀胱的部位。当剧痛发作时可伴见胸闷、恶心、汗出、四肢冷逆，或眩晕及血尿等证状。

中医学有病类似肾囊肿的记载，多见于腹痛、血尿的论述中。如《灵枢·本藏四十七》曰：“肾大则善病腰痛，不可俯仰，易伤以邪。”然本病在病因病理变化上，又多源于气滞日久，血瘀下行，作强之官失职……肾囊肿是大积，大聚的顽疾。其病理上与癥积有联系。即固定在肾或活动的肿块。故在对本病的治疗上，应分辨病在血或在气，凡在血者，坚牢不散，固定下移，故治当以活血化瘀，消癥为法。佐以清热解毒利湿。言气者，多为气郁与气虚，气郁者开之，气虚者调补之。

【病例】

关女，48岁，1987年5月初诊。

患者五年前，曾患腰痛，治疗不效，而疼痛加剧痛延至膀胱胀痛，头晕目眩，恶心呕吐。又住××医院月余，初诊为肾囊肿，症状消失后，出院两年半，又发病头痛，恶心呕吐，汗出肢冷，小便不利，住××医院，症状缓解后，又进行复查及肾造影。确诊为双侧多囊肾。后来我院专家门诊。

患者腰部及腹部隐隐作痛，夜间痛剧时不能入睡，食纳一般，大便尚可，小便量少而黄，下肢有轻度浮肿。血压140/95mmHg。面色苍黄，消瘦，精神疲困，舌质红，舌边有瘀斑，脉弦有力。

证属：气滞血瘀，湿热内蓄。

治则：清热解毒化湿，祛瘀散结为法。

方选：自拟方。

方组：桃仁10g，红花10g，川芎10g，赤芍10g，莪术10g，白花蛇舌草15g，半边莲10g，三棱6g，丹参30g，生甘草6g，滑石10g，泽泻10g，白丑10g，藕节20g。

拟方于桃红四物汤，去当归加丹参以促活血化瘀之功；三棱、莪术破癥消瘀。半边莲、白花蛇舌草、滑石、白丑、生甘草其用清热利湿而通利小便，使水湿下行；藉节凉血通气散瘀。以此方加减施治三个月，患者症状消失。一切如常，只是后期有脾胃不和肝肾阴虚的症状。故改服六味地黄丸及香砂养胃丸。病愈后追访八年一直未再复发，身体良好，无不适感。

11 过敏性结肠炎

过敏性结肠炎是一种肠道生理功能紊乱性疾患，与人的精神因素及免疫力低下有一定的内在联系。

中医学认为胃主受纳水谷、脾主运化水谷之精微，小肠主秘别清浊，大肠排泄废物，以共同完成受纳，运化和吸收排泄的功能，故曰："脾为后天之本。"气血生化之源。若上述脏腑功能紊乱，则可导致本病发生。"过敏性结肠炎，以腹痛泄泻为主要病理变化，形似慢性痢疾迁延不愈，中医谓之，泄泻者，脾病也。

凡忧思恼怒或肝郁不舒，可导致肝气郁结，肝气横逆必犯脾胃，则易形成胃失和降，脾失健运，气机不能调畅为患。若伤于饮食劳倦等因素。饮食不节，过食生冷或饥饱无度，脾胃受伤，若脾胃虚寒，则因之而病生。本病的发生与二者关系密切。

本病临床证状轻重不一，病程多经年累月反复发作。常伴有腹痛、腹胀、肠鸣、腹泻或大便秘结等证，精神症状亦可表现为头痛、失眠或健忘、心悸、气短、胸闷体怠、盗汗、精神郁闷、抵抗力下降。腹痛多以左下腹或下腹部胀痛。腹痛多为大便前痛痛加剧。腹泻次数频繁。便稀或为水样便，或伴有大量黏液便。但镜检时，无阳性结果。而溃疡性结肠炎的镜检多为阳性，粪便中多带有脓球或血球。

【病例一】

方女，27 岁，1987 年 4 月初诊。

证见：头晕，心悸，纳差胸满，胁痛，腹胀痛，大便 7–8 次，失眠多梦，口干苦，舌苔白，脉弦。

证属：肝郁脾虚。

治则：疏肝和胃健脾。

方选：补中益气汤加味。

方组：黄芪 10g，人参 6g，白术 10g，生甘草 6g，升麻 6g，柴胡 10g，青皮 10g，枳壳 6g，生姜 3 片，大枣 5 枚。

患者以此方加减，服药两周后，大便每日 1–2 次，便仍不成形，三周后诸症明显好转，大便成形，且无明显其他不适感和自觉症状。在补中益气汤方中去掉当归加上青皮，枳壳，可助柴胡解肝之郁，而行气中调理气机。且补中益气汤能升阳益胃，凡脾胃虚弱，食少神疲，久泻，久痢等脾虚所致者为治。故本方加减每每奏效。

【病例二】

闫女，31岁，1989年6月初诊。

患者病程已近三年，反复发作，食纳一般，腹胀，喜按喜热饮，近寒或食寒物即发病，呈水样便，偶有黏液便。

证见：精神尚可，食纳一般，口干喜热饮，腹胀痛而喜按，四末不温，大便日6–7次，水样便或兼黏液，舌质淡，舌苔白，脉沉细无力。

证属：脾胃虚寒。

治则：温运脾阳，佐以散寒为法。

方选：四君子汤合四逆汤为治。

方组：党参10g，茯苓10g，白术10g，生甘草6g，炙附子3g，干姜6g，砂仁6g。

患者服药月余，诸症明显好转，大便成形，每日一次，偶尔食寒物仍感不适。因患者不愿服汤药后改服四神丸，每早一次，六合定中丸，每晚两丸，追访两年未再复发。

凡过敏性结肠炎一证，临床表现以脾胃气虚或脾胃虚寒者多见，故在治疗上以健脾和胃温运脾阳为法，皆可收到良好的效果。

言“过敏”二字，因素很多，在服药中和愈后，均应以节戒饮食为要。因食物过敏的因素很多，当以配合用药治疗和巩固疗效。

12 胆囊炎

胆囊炎是妇女临床上的常见病，由于胆附于肝，故有时触及右上腹，能触及胆囊的肿胀部位。病发作时可兼见口苦咽干，恶心呕吐或寒热的症状。

中医学有关这方面的论述，如《灵枢·胀论》曰："肝胀者，胁下满痛引小腹。……胆胀者，胁下痛胀。口中苦，善太息。"又如《金匮要略·黄疸病脉证治》曰："诸黄腹痛而呕者宜柴胡汤。"从以上论述中皆可以看出中国古代医学虽无胆囊炎的论述，对于肝胀和胆胀的论述，以证明对胆病和肝病的认识及治疗上的宝贵经验。

中医学认为本病多由肝气郁滞或肝胆湿热蕴结为病因病理变化所在。胆为"中清之腑"。肝与胆互为表里，以疏泄通降为顺。若情志失调，肝气郁结，或饮食不节，恣食肥腻，劳伤过度，"恚怒气逆伤肝，饮食劳倦伤脾"。脾胃受伤则脾失健运，湿浊内停，郁而化热，湿热交蒸，则可引起胆汁流通或分泌不畅。肝郁气滞，则肝失于疏泄，进而发生疼痛，故不通则痛。肝胆为病，证见：

肝胀，胆胀或胁痛，肝气痛，发热或黄疸等。

治则：疏肝清热治其本，化湿利胆，理气止痛治其标。

【病例】

司某，女，31岁，初诊日期1990年5月。

患者有胆囊炎病史一年。右胁部经常反复发作疼痛，近日因气怒及饮食失调而发作，伴头晕，口苦，呕吐，不思饮，小便短赤而黄，大便干结。

证见：面赤身热，右上腹阵发性绞痛，手不可触，畏寒无汗，舌质红，舌苔黄腻，脉弦数。

辨证：肝气郁滞，湿热内阻。

治则：理气止痛，清化湿热利胆。

方选：加味逍遥散为治。

方组：当归10g，白芍10g，柴胡10g，茯苓10g，白术10g，郁金10g，甘草6g，元胡10g，青皮10g，滑石10g，川楝子6g，大黄3g，生姜3片。

治疗胆囊炎，以加味逍遥散为主方，可根据病的轻重缓急.治以舒肝理气，解郁，行气止痛，化湿热利肝胆，均可取得满意的效果；若兼见里实者，当佐以大黄泻热通里；若兼见气滞血瘀者，治当活血化瘀，佐以桃仁、红花为治。

13 胰腺炎

胰腺炎的发病急骤，为临床常见的急腹症之一，中医学虽无胰腺炎的病名论述，但在胁腹痛、心痛、胃脘痛及结胸痛等篇中却有类似本病的丰富记载。如《伤寒论》曰："小结胸病，正在心下，按之则痛。"又如《古今医鉴》曰："按痛则不通，通则不痛，夫胃脘心脾痛者，或因身受寒邪，口食冷物，内有郁热，素有顽痰。或因恼怒气滞，浊动作痛，种种不同，若不分而治之，何能愈乎？"

故凡胰腺炎——症与五脏六腑关系密切。多因暴饮暴食，而使脾胃受伤，或加之暴怒伤肝而导致肝胆气滞血瘀，木侮脾土，肝胆气滞血瘀，郁而化热则脾胃骤伤，可导致胃失和降，脾失运化，以致湿从内生，湿阻于内亦可化热。故胰腺炎一证，病因病理变化多累及肝胆及脾胃表里之脏腑。

凡脾胃湿热，热毒炽盛，可犯营血或灼伤血络，致使阴虚而动风。故本病急骤发作期亦可表现"亡阴""亡阳"或抽搐的证见。

若病因源于气滞血瘀，横逆脾胃，或饮食变伤，脾胃变伤，气郁血瘀皆可化热，热蕴于脾湿热交蒸，以致本病发作。

凡见肝胆气滞血瘀，横逆脾胃，湿热交蒸者。

证见：脘胁作痛或窜痛，痛引肩背，兼见寒热往来，口苦咽干，不欲饮食，或呕吐恶心，舌苔黄腻，脉多弦细或弦数。

脾胃受伤，胃失和降，脾失健运，脾蕴湿热者，可表现为脘腹胀满或疼痛，拒按，恶心呕吐或发热，口干，大便秘结或粘滞不爽，小便黄浊，舌苔黄或腻，舌质红脉滑数或濡。若湿热熏蒸，胆汁外溢者身必发黄。

若证见脘腹疼痛，腹胀腹痛，痞满拒按，手不可近，或兼见腹皮瘀斑，伴高热口干渴，恶心呕吐频繁，大便秘结，小便色黄，舌苔黄腻或干，重则舌灰黑，舌质红鲜或紫，舌边尖上有瘀斑，脉弦数或细数，凡病情危重时多见四肢厥冷或抽搐，脉微欲绝的危候。

治疗上凡证属脾胃湿热者，多伴有肝郁气滞，故当以清热解毒，舒肝理气，通里攻下。凡湿热者，重以清热燥湿；若痞，满，燥，实，坚腑气不通者，重以通里攻下。凡气滞者，兼加理气开郁，若兼见血瘀者，佐加活血化瘀药；若热入营血，当以清营凉血；若抽搐者，当知阴虚风动，治当滋阴熄风为法；若食积不消者，当消食导滞为法；凡病愈恢复期，当以调理脾胃为法。

证属：气滞血瘀，湿热内蕴。

方组：栀子15g，丹皮15g，赤芍20g，大黄18g，木香15g，厚朴15g，元胡15g，芒硝10g（分冲服）。

方解：栀子、丹皮、赤芍用以清热凉血，大黄、芒硝通下攻里；木香、厚朴、元胡理气止痛。

证属：热毒型，发作急骤者（急性胰腺炎）。

方组：栀子 15g，白芍 20g，大黄 20g，芒硝 10g，（分冲）木香 15g，槟榔 15g，元胡 10g，川楝子 10g。

根据病情，凡热重者加黄连 10g，双花 20g，湿重者加木通 6g，滑石 10g，通草 10g，瘀血作痛者加莪术 10g，三棱 10g；凡湿热发黄者加茵陈 15g。

病在恢复期，若脾胃虚弱者，可选用香砂养胃丸、保和丸，挟湿热不除者，可用三仁汤加减。

方组：杏仁 10g，白蔻 6g，薏仁 10g，半夏 10g，厚朴 10g，淡竹叶 6g，滑石 10g，通草 10g。

凡纳差不欲食者，加焦三仙 30g，鸡内金 20g，砂仁 10g，为治，心悸烦躁失眠多梦者，加合欢皮 10g，炒枣仁 10g，生姜 5 片，大枣 5 枚。若兼见心气阴虚者，加服生脉饮为治。

方组：人参 6g，麦冬 10g，五味子 10g。

14 肾结石

肾及输尿管结石，在临床上亦常见，按本病起因，为湿热蕴积于下焦，湿热互结，尿液受其煎熬，相当于中医学所称的“石淋”。凡尿结石形成后，内阻输尿管道，阻碍气机条畅及尿液的排出，血液的流通。若损伤脉络，迫血妄行，湿热蓄积，气血热结，而出现腰痛如折，腹痛引阴痛。小便涩结，点滴而出且刺痛，排尿困难或兼见血尿。

本病初期，多属实证、热证。因此在治疗上以清热利湿，止血通淋化石为法。若气血瘀滞时，尿血痛甚；可在方药中加理气化瘀止痛的药物。若患者久病或年老体虚，在治疗上当扶正理气，补气血之不足，佐以化石排石，不可久服清热利湿攻下之剂。若阳气损伤，气推动无力，血运迟滞，必于排石不利。可于方中佐以补气健脾，活血化瘀的药物，以利排石。

证见：腹痛，腰痛，小便不利，点滴而出，尿道剧痛，时有血尿，舌质红，舌苔黄，脉数。X 线诊断为右输尿管结石。

证属：湿热下注，郁结膀胱。

治则：清化湿热，化石排石为法。

方选：石苇散加金钱草为治。

方组：石苇 20g，冬葵子 10g，瞿麦 15g，滑石 15g，车前子 10g，金钱草 30g，大黄 6g。

凡气结型，多源于肾虚而膀胱蕴有热结，邪热煎熬尿中杂质而形成结石。结石滞留，则膀胱气化不利，气滞血瘀，不通则痛，脉弦紧或沉涩，舌质暗紫者多为血瘀所致。

方组：金钱草 20g，海金沙 15g，石苇 20g，车前子 15g，木通 10g，元胡 10g，生甘草 10g。

血瘀重者加生蒲黄 15g。五灵脂 10g；血尿频多者加藕节 30g，大小蓟各 10g，白茅根 20g；若肾阳虚者可佐加肉桂 6g，附子 6g；凡肾阴虚者可于方中佐加熟地 10g，枸杞子 10g，旱莲草 10g。食纳不佳者加鸡内金 20g，焦三仙 30g。

【病例】

张某，女，27 岁，2014 年 3 月初诊。

主诉血尿，曾在医院就诊，X 线尿路平片、静脉肾盂造影、膀胱镜检查等诊断为肾结石血尿。运用抗生素等治疗也未缓解，故患者求助于中医治疗。就诊时患者腰部疼痛，尿红色，咽多溃疡，偶有咳嗽，血常规正常。舌苔与脉、舌红、根部苔黄腻、脉弦细数。

证属：湿热下注、气滞血瘀。

治则：热利湿排石、通利小便、化瘀通络。

方组：菊花 10g，白芷 10g，牛蒡子 10g，黄连 10g，桔梗 10g，大黄 4g，桃仁 10g，红花 10g，川芎 10g，赤芍 10g，鸡内金 30g，金钱草 20g，滑石块 30g，（先煎）淡竹叶 10g，路路通 10g，蒲公英 10g，柴胡 10g，枳壳 10g，金银藤 30g，牛膝 10g，地丁 10g，甘草 10g，大枣 5 枚，生姜 3 片，15 剂水煎服。嘱其注意清淡饮食。

二诊：15 日后复诊，舌苔淡，脉弦。考虑为患者脾虚气郁，上方加乳香6g。共排石二十枚左右。

按：本患者属于气滞血瘀型加湿热下注。除桔梗引药上引，牛膝引邪下行，甘草和中调药外，其余药物均入肝经。如当归、生地、柴胡养血活血，清热疏肝，适用于血瘀热证；桃仁、赤芍、红花逐瘀活血；血不得气不活，气不得血不行，川芎为血分气药，枳壳擅长理气疏肝，二者合用，助本方理气活血，并有调理肝脾作用，诸药配伍，共成活血逐瘀，理气疏肝之剂。大黄以攻逐其热，用治气分热炽，滑石块，淡竹叶凉血安神，紫花地丁、蒲公英清热解毒、清利湿热，凉血消肿散结，少腹气涨者，加柴胡。脾胃失和加鸡内金、大枣健脾益肾，加生姜和胃。

15 带状疱疹

带状疱疹，俗名串腰龙或缠腰龙，是为病毒感染的一种急性疱疹性皮肤疾患。多发病于腰背及腹部。中医称本病为“火丹”，生于胸胁称“缠腰火丹”，生于其他部位称“蜘蛛丹”、“蛇串疮”。

病因为心肝二经风火所生，或脾经湿邪，郁久化热，复感外邪侵袭，邪热相搏，阻隔经络，热毒蕴于血分而发疱疹，局部疼痛异常，挟湿热水泡则生，病常骤然发生，水泡三五成群而生，形状如带，故称带状疱疹。

临床上本病可分为湿热型及热毒型两种。

热毒型，发病急骤，病程短，疱疹初起皮肤赤色，呈小粟粒状，灼热疼痛难忍，伴有发热、心烦、坐卧不安、纳呆、大便秘结、小便短赤、舌质红、苔黄、脉弦数。

治则：清热凉血解毒。

方选：清瘟败毒饮加减。

方组：水牛角10g，丹皮10g，元参15g，连翘15g，生地10g，黄芩10g，板蓝根30g，生石膏30g，白花蛇舌草20g，生甘草10g。

凡兼见大便秘结者，加大黄3–6g，热毒盛加黄连、黄柏。疼痛较甚者，加元胡10g，炙没药6g，瘙痒重者加蛇床子10g、乌蛇6g。

湿热型，多由热毒型迁延不愈所致。病程较长，缠绵不愈，局部皮肤损伤、溃烂，并有黄色黏液渗出，局部微痛兼有瘙痒感，舌红苔黄腻，脉数，或兼尿赤便干。

治则：清热利湿解毒。

方选：自拟方。

方组：双花20g，连翘15g，茵陈15g，蒲公英10g，地丁10g，滑石10g，生甘草10g，黄连6g，蛇床子10g，地肤子10g，大黄3g，乌蛇6g。

在治疗上，可根据病人的病因病理，辨其湿与热的偏盛，清热利湿或兼以凉血解毒，只要辨证准确，皆可取得良好的效果。

16 癫痫

癫痫是一种发作性，神志异常的疾病。中医临床上有“羊痫风”的论述。发病时表现为精神恍惚，或突然发作卧倒、不省人事，口吐涎沫，两目上视，四肢抽搐，或叫声如羊叫，发作过后即可苏醒。而本病常以反复发作为特点，亦有每日频繁发作者，或隔几日发作，或月余发作等，情况不一。发作苏醒后，对发作一无所知，发作时可兼见遗尿，还有兼头痛或头昏乏力等证。

中医称本病为“痫证”，并认为本病的发生，大多由于先天因素，或后天失调，或者由其他疾患诱发。

朱丹溪云：“五志之火，因七情而起，郁而疲，故而为癫痫狂妄之证。”

就癫痫一证，张景岳云：“多由痰气，凡气有所逆，痰有所滞，皆能壅闭经络，格塞心窍。”

故癫痫一证，痰迷心窍，是本病的发病机理。由于痰浊蒙蔽心窍，必然导致心主神明的功能失调，而出现各种精神失调或异常的病理变化。从而揭示了，癫痫发病的主要因素是“痰”，主要病位在“心”。故临床本病发作的轻重，大都与痰浊的深浅，正气的盛衰关系密切。

如在本病初起发病时，痰浊不重，正气未衰，则发病时症状较轻，发作时间短。若反复发作，正气每下降，痰浊不化，则发作频繁，症状也因此加剧，愈频繁而正气愈衰，在病理变化上，表现为本虚标实。

凡虚者，多为气虚，阴虚，阳虚；实者，表现为痰火上扰，痰气郁结等。

在治疗上，应持“急则治其标，缓则治其卒”的治疗原则。

【病例】

范女，30岁，1993年3月初诊。

癫痫，时发时止，三至五日一发作，后因惊吓，发作频繁，发作时昏迷，不知人事，牙关紧闭，手足抽搐，两目上视，口吐白沫，伴遗尿，兼见烦躁失眠，月经不调，前后不定期，尤在经期前后发作频繁，舌质淡，苔白，脉数虚无力。

证属：气血不足，痰火扰心。

治则：调补气血，祛痰宁心。

方选：清心定痫汤加减。

方组：当归20g，党参15g，麦冬10g，五味子10g，合欢皮

20g，勾藤10g，天竺黄10g，黄连6g，全虫6g，南星6g，菖蒲10g，生甘草6g，半夏10g，滑石10g，焦三仙30g。

患者服药后，自觉症状明显好转，共服本方30余剂，癫痫平时已不发作，但经期仍发作1–2次。时有烦躁，精神好，食纳佳，二便正常，月经适来，偶见血块，腹微痛，舌质淡，苔白，脉缓平。

证属：气虚血瘀，痰热扰心。

治则：清心火益气定痫。

方组：党参30g，麦冬10g，五味子10g，黄连10g，琥珀6g，桔红10g，茯苓10g，陈皮10g，半夏10g，合欢皮30g，生甘草6g，全虫6g，天竺黄10g，胆星6g，朱砂1g，（分冲服）隔日一次。

患者服药15剂，隔日服，月经适来，癫痫未发作，后本方加倍配成丸药早晚各1丸。后追访三个月未再发作。

17 直肠癌

直肠癌患者，谢××，女，50岁，病见纳差腹痛下坠，脓血及黏液便两月，结合临床检查，经两家医院诊断为直肠癌，并建议手术切除造漏。由于患者及家属均拒绝手术，后来我院中医科门诊。

直肠癌为消化道恶性肿瘤。所病因素不详，当今有人将致癌因素归咎于饮食中的致癌物质所致。并说食物中有丰富的碳水化合物，缺乏不吸收的纤维素，引起粪便在肠道中滞留时间较长，导致粪便中各种致癌物质对肠壁刺激和损害。又如慢性结肠炎患者，久治不愈，及致癌物质对肠道病变的作用，形成病理的改变，亦不可排除，对直肠癌一证，中医虽无明显论述和记载，但有肠痈的论述和有关积聚痞块的论述。

临床上针对直肠癌的症状归纳如下：

肠功能紊乱，出现腹痛腹泻或便秘，有时反复出现黏液便。

局部癌肿产生溃疡性病变，导致肠道出血。久则患者可表现为气血不足或贫血。

局部肿物增大或扩散，形成腹痛腹胀或腹泻，黏液便和脓血便增多，或大便秘结。

癌肿贫血及并发证，产生畏寒（阳虚）发热（阴虚），均可导致自身免疫力的低下。而并发全身性的病理改变。精神萎靡，极度消瘦，气血明显的亏耗。贫血，粪便变细，里急后重，排便困难，尿频，尿急而痛或兼见血尿，直至转移并发他症。

【病例】

谢某，女，50岁，北京人，初诊日期1980年1月。

腹痛下坠，黏液便及脓血便，日行 4–6 次。有时痛剧，神疲体倦无力，纳差，尿频不利，夜寐不安，脉沉细无力，舌质降舌边有瘀斑。直肠癌 6.1cm × 3.6cm。

证属：气滞血瘀，大肠湿热。

治则：健脾胃，益气养血，清化大肠湿热为法。

方选：自拟方。

方组：党参 30g，麦冬 10g，五味子 10g，鸡内金 30g，焦三仙 30g，当归 20g，黄芪 10g，元胡 10g，黄芩 10g，黄连 10g，生甘草 10g，地榆 10g，白花蛇舌草 30g，半枝莲 10g，皂刺 6g，滑石 10g，生姜 3 片，大枣 5 枚。

患者服药后，自觉症状良好，食纳佳，腹痛减，大便仍为黏液或脓血便，无其他明显变化。

二诊：辨治同前。

方组：党参 30g，五味子 10g，破故纸 10g，干姜 6g，焦三仙 30g，白术 10g，当归 30g，黄芪 30g，元胡 6g，黄芩 10g，黄连 10g，生甘草 10g，滑石 10g，白花蛇舌草 30g，半支莲 10g，皂刺 10g，生姜 3 片，大枣 5 枚，七剂，日两次水煎服。

三诊：患者服药后，精神好食纳佳，腹痛时重时轻，大便下脓血量多，并夹有烂肉状物，拨之不开，排后每感腹部舒服，小便正常，身疲倦大减。

辨治同前。

方组：依前方加鸡内金，去焦三仙，服七剂。

四诊：患者自觉症状良好，精神好，食纳佳，腹痛减，大便有时成形，有时黏液便夹脓血便。

辨治同前。

方组：党参30g，麦冬10g，五味子10g，合欢皮20g，当归15g，黄芪20g，鸡内金30g，甘草10g，黄连10g，黄芩10g，焦三仙20g，白花蛇舌草30g，元胡6g，桃仁10g，红花10g，生姜3片，大枣5枚。

本例患者，经服药治疗八个月，又巩固三个月，追访十年来见复发，至今已十六年，她和正常人一样地生活和工作。

凡本证患者在拒绝手术后，求治于中医，多为生命垂危或者被宣布死刑的癌晚期病人。在中医辨证治疗的前提下，在有治中求之或在不治中求之。在辨证治疗上，依中医四诊八纲，分辨虚实寒热的证候群。虚者补其母，实者泻其子，补其不足，损其有余。本证患者，病久气血均不足，加泻下日久必伤阴液，则气阴不足，脾胃不和，故气血、津液皆亏乏。治当以祛邪扶正，健脾和胃，使生化之源得以复固，病方可愈。

在《黄帝内经》中有一些指导性的治疗原则，如坚者削之，结者散之，留者攻之，虚者补之，实者泻之等，亦适用于肿瘤的治疗。以坚者削之为例，主要适用于各种慢性癥瘕、积聚而又不宜攻下者，采用渐消缓散的方法。在临床运用上，针对病因、病机的不同，有消坚磨积、行气、利尿、消瘀、消食、导滞、消痰、化饮、消水、散肿等法为治。软坚指化痰瘀，软坚结的方法，如临床上常见的瘰疬、瘿瘤、胁腹部位的痞块及癥瘕、积聚等疾患，常用庶虫、鳖甲、昆布、海藻、牡蛎等。

结者散之，留者攻之，实者泻之，目的在于攻逐体内积滞或通下大便。凡邪实在腑里，如胃肠中停积宿食，肠中或有燥屎，以及水结或蓄血、痰滞、虫积等属里实证者，当下之。临床见症不同，又可分为寒下、温下、逐水、调下、通瘀、驱虫等法。

虚者补之，指针对临床上表现为正气不足的虚候，或补气，或补血，或补阴，或补阳针对脏腑的不足，或补脾，或益肾；针对虚损的情况，虚者补其母，以补益正气的不足，适用于久病体虚或气血、津液不足的疾患。

此外亦可采用内托法，虽为补益气血的方法，而适用于痈疽疮疡，脓已成而脓毒不能外达者，或疮形平塌，根盘散泛，不易成脓者，或溃后脓液清稀者，或坚肿不消者以扶助正气，托毒外出。临床常用的药物，如当归、黄芪、生甘草。而内托破坚时，又常配合皂角刺、制山甲珠之类的药物。

《内经》云："正气存内，邪不可干，""邪之所凑，其气必虚，""邪"指本病之毒，"正"指人体的抗病能力。若抗病能力日渐加强，则毒邪必衰；若毒邪日盛，则正气日衰，因而丧失抗病的能力。故在治疗上应重视保护脾胃的健运。若化源足，则病可愈；若脾胃衰败，病必难愈。

尤其对本病而言，当气血亏乏，津液不足时，不可轻意攻伐。朱丹溪认为，留得一分阴液，便有一分生机。李东垣也认为，留得一分气，便得一分血，便得一分生机。都说明气血的重要意义。笔者认为，采用益气养血法、养阴生津法、温肾助阳法、滋补肾阴法，都是符合本病治疗的。凡恶性肿瘤，虽然可采用以毒攻毒的方法，但必须在病人可能承受的前提下，攻而不伤其正，伐而不损伤脾胃。针对恶性肿瘤晚期病人，一般正气已虚，不能耐受攻伐，且脾胃消化力薄弱，脾虚失于运化，故采用内服补益气血、滋阴助阳的药物，以补充人体的正气不足，调整五脏六腑的功能，增强机体的抗病能力。除内服药外，在治疗上可以外敷药物，以补充内治法方面的不足。用外敷药的目的，在于活血破坚，散结，软坚化痰，通络止痛。通过药物的作用，消散局部的肿物或痰凝。凡血瘀毒聚之癥，外敷膏药亦可通过经络作用于患部，而产生相应的作用。又如某些疼痛不在一定的穴位时，可采用阿是穴外敷法。钋治疗法，扶正于内，祛邪于外，又不伤正气。笔者临床上，对部分患者运用这一方法，皆取得比较满意的效果。

恶性肿瘤的常治法为活血化瘀散结。凡正气尚足者，即可攻伐，遵循“大积大聚，其可犯也，衰其大半而止”的治疗原则。凡脾胃健运者，仍可以消补兼施的方法为治，凡气血不足者，应针对气虚、血虚，于扶正培本中求之，亦可采用先补后消，再治其本为治。

总之，恶性肿瘤的根本病因是毒，审证求因，辨证施治，内外治结合。然而癌作为毒性甚烈的疾患，临床上一般的方法治疗、难以克制，故诸家多选用毒性较大的药物为治，以毒攻毒，才能攻克其毒。如宋代《普济本事方》曰：“大抵治积，或以所恶者攻之，以所喜者诱之，则易愈。”《医学正传》也明言，大毒之病，必用大毒之药以攻之。由于毒药具有大毒或毒性，不当时则可伤正，或使人伤命。凡用毒药，故当审慎。张景岳所云：疾虽去，人已衰矣。

经曰，大毒治病，十去其六；常毒治病，十去其七；小毒治病，十去其八……无使过之，伤其正也。凡古人治积，多采用攻补兼施的方法，这一方法，基本上符合肿瘤的病机。在不伤正气的前提下，固本扶正，而佐以攻伐之剂，但攻毒宜缓宜曲，用补法忌呆忌涩，亦不可妄攻。

清热解毒法，是针对恶性肿瘤较为常用的方法。实践证明，许多清热解毒药物，都具有直接杀伤或抑制癌细胞作用。如临床上较为常用的半枝莲、白花蛇舌草、蚤休、冬凌草等，均可有效地控制肿瘤细胞的增殖，尤其清热解毒药本身尚有抗菌及消炎作用，故可改善临床症状。若配合软坚散结的药物，使肿物软而散之，而凡软坚散结的药物，都具有细胞毒作用，若能直到病所，即可杀灭癌细胞，如临床常用的中药昆布、海藻、牡蛎、海螵蛸、山慈菇等。针对肿瘤所形成的占位部位的不同，亦可选择引经药为用，使药物直达病所。肿瘤在病理变化上与痰的关系极为密切，百疾皆因痰作祟，当知治痰为要，殊不知在某些肿瘤形成过程中，存在着痰结流注的病变，除使用软坚散结药物外，应佐加除湿化痰的药物，某些除湿化痰的药物中也同样具有抗癌及抑制癌细胞的作用，如临床上常用的半夏、南星、半枝莲、黄药子、猪苓、茯苓等。清热解毒法并可相对地提高人体免疫力，患者自身免疫功能低下时，可加服人参、冬虫夏草及灵芝等药物，这是临床上应当重视的问题。

中药对免疫功能的调节，可概括为扶正培本。免疫功能低下多为气虚所致，作用于这方面的中药，有调和阴阳、扶固气血、改善脏腑功能失和及经络失调等多方面的作用，不仅可改善症状，亦可减少其他疾病的发生，延长患者的生存期。这方面有许多病例，可供我们借鉴和参考。笔者临床上，多选用人参、西洋参、太子参，或者选用灵芝胶囊、百令胶囊等，增强免疫力，可抑制癌细胞的增殖，直至消灭癌细胞。

临床上血的病变，有血虚、血瘀、血热或血寒，而与气关系密切，在恶性肿瘤的治疗上，活血化瘀的根本目的，在于调和气血、舒通经络、化瘀散结及祛瘀生新。

恶性肿瘤晚期，除久病气血不足外，而又以血虚的表现为明显，形体枯瘦，气血津液枯槁。血不足随之气亦脱，精神萎靡不振，而形成诸虚百损的危候。

恶性肿瘤，在病理变化上，所形成的气滞血瘀，除血液循环障碍外，表现为微循环方面的紊乱，血瘀作痛，明显加剧，而必然以强镇痛剂维持。中医认为，不通则痛。若瘀血不去，则新血不生，两者互为因果，而活血化瘀法亦不能完全奏效，必当佐以益气为法，或大补元气中，佐以桃红四物汤，加鸡内金、丹参、三棱、莪术、水蛭、生蒲黄，另可选择一定的引经药，使药物直达病所。如病居小肠经时，当选用藁本、黄柏等；心经，可选用黄连、细辛；肾经，可选用肉桂、独活、知母等；胃经，当选用葛根、升麻、生石膏等；大肠经，当选用升麻、白芷、生石膏；脾经，可选用葛根、白芍、苍术、升麻；心包经，可选用升麻、柴胡；胆经，可选用青皮、柴胡；三焦经，可选用连翘、柴胡；又凡头部，当选用全蝎；病位在上焦，以地骨皮为用；中焦，非青皮不可；然病位在下焦者，以附子为用。此外，肺经，桔梗、升麻、葱白及白芷为常用。综上所述，这些实践经验，多来自古医籍方论，又被我们实践所证实和发展。

在恶性肿瘤的治疗上，活血化瘀可选择苍术、斑蝥、土鳖虫、紫草或紫草根、大黄、石竹花、急性子等。软坚散结而又具有一定抗癌作用的药物，可选择天花粉、全瓜蒌、天南星、制鳖甲、牡蛎、珍珠母、蜈蚣、僵蚕及硇砂等。在应用配伍上，亦当佐以扶正固本的药物，冬虫夏草、黄芪、女贞子、天冬、薏米仁、白扁豆、山萸肉、猪苓、茯苓、黄精、肉苁蓉、木瓜及蜂花等等。

18 雷诺氏病

雷诺氏病又称雷诺氏综合征和雷诺氏现象，是血管神经功能紊乱所引起的肢端小动脉痉挛性疾病。以阵发性四肢肢端（主要是手指）对称的间歇发白、紫绀和潮红为其临床特点，常为情绪激动或受寒冷所诱发。雷诺氏病比较少见，多发生于女性，尤其是神经过敏者，病情常在月经期加重，男女比例为 1 ∶ 10。雷诺氏病发病年龄多在 20–30 岁之间，在寒冷季节发作较重。雷诺氏综合征的病因，目前仍不明确。多数学者认为与寒冷刺激、神经兴奋和内分泌功能紊乱、结缔组织疾病等因素有关。基本变化分为三期：痉挛缺血期、扩张期和充血期。现代医学治疗雷诺氏病主要是采用手术切断或阻滞交感神经链来治疗，从而阻止兴奋的传达，达到治疗目的，但是远期效果不甚理想，而运用中医辨证治疗该病不乏取得较好的效果。

【病例】

冯某，女，21 岁，北京市大兴区黄村，2009 年 12 月 28 日初诊，患者 2007 年不明原因双手指冷痛，于西医医院诊断雷诺氏病，曾静点罂粟碱及汤药好转，今冬又加重，此次就诊时双手指冷痛、麻木，经水适来，腰痛，舌淡红苔白，脉沉细无力。

证属：脾肾两虚，血瘀湿阻。

治则：健脾补肾，活血利湿通脉。

方组：苍术10g，黄柏6g，牛膝10g，陈皮10g，半夏10g，川芎10g，赤芍10g，鸡内金15g，焦三仙30g，鸡血藤30g，桃仁10g，红花10g，干姜10g，生蒲黄10g，黄芪30g，淫羊藿10g，杜仲10g，桑寄生10g，制没药10g，乌蛇10g，桑枝30g，秦艽10g，细辛3g，桂枝10g，生甘草10g，7副，水煎服，日二次。

2010年1月14日二诊，患者手指冷痛明显减轻，麻木减轻，月经正常，舌淡红苔薄白，脉沉细。证属、治法同前，方组如下：苍术10g，黄柏6g，牛膝10g，黄芪30g，女贞子10g，桑枝10g，制没药10g，干姜10g，小茴香10g，当归10g，川芎10g，赤芍10g，茯苓15g，淫羊藿10g，鸡血藤15g，海螵蛸10g，桂枝10g，防风10g，细辛3g，杜仲10g，秦艽10g，生甘草10g，7副，水煎服，日二次。

该患者脾肾阳虚，阳虚生外寒，脾主四肢，脾阳亏虚则四肢温煦不足，肾与冬合，肾阳不足，则冬季尤为畏寒，而致该病冬季发作，适逢经水来临，一时阳随血衰，则经期加重。《素问·厥论篇》曰："阳气衰于下，则为寒厥……寒厥之为寒也，必从五指而上于膝……"该患者阳虚运血运化无力，瘀血痰湿内生，阻于经络则双手指逆冷、疼痛、麻木。腰为肾之府，肾阳虚衰，腰府失养，则腰痛，故立健脾补肾、活血利湿通脉之法。其中处方用细辛、干姜、小茴香、桂枝温阳通阳，杜仲、女贞子、桑寄生、淫羊藿补肾温阳，当归、牛膝、川芎、赤芍、桃仁、红花、生蒲黄、制没药养血活血，陈皮、半夏、茯苓、苍术、黄柏、海螵蛸化痰燥湿，桑枝、秦艽、乌蛇、防风通络搜风散风，鸡血藤养血通络，黄芪扶正益气，鸡内金、焦三仙消食健脾扶助后天，生甘草调和诸药。全方统筹兼顾，疗效较好。

19 急性淋巴结炎

急性淋巴结炎多数继发于其他化脓性感染病源，由于化脓菌侵淋巴管侵犯淋巴结所引起的局部淋巴结肿大，疼痛和压痛，严重时常有畏寒、发热、头痛等全身症状，如处理不及时可形成脓肿。多数是由于溶血性链球菌引起，可能来源于口咽炎症、足部真菌感染、皮肤损伤以及各种皮肤、皮下化脓性感染。西医治疗需及时治疗原发病源、局部热敷、脓肿切开引流、有全身症可予抗生素。中医治疗该病效果较好。

【病例】

赵某，男，19岁，黑龙江牡丹江市人，2009年11月30日初诊。患者耳后、颈部淋巴结肿大，双目干涩，视物模糊，头痛耳鸣，口干苦，尿黄，排尿不畅，舌红苔薄黄腻，脉沉细。

证属：余邪不尽，湿热内蕴。

治则：补中益气，芳香化湿。

方组：升麻10g，党参10g，白术10g，黄芪10g，陈皮10g，合欢皮10g，当归10g，杏仁10g，生薏米10g，白蔻仁10g，通草10g，藿香10g，滑石30g，竹叶10g，厚朴10g，全蝎6g，枸杞子10g，半夏10g，青葙子10g，鸡内金10g，地丁10g，蒲公英10g，生姜3片，大枣5枚，羚羊面1.2g，（分冲）6副，水煎服，日二次。

2009年12月14日第二诊，患者颈部淋巴结肿痛减轻，耳后淋巴结疼痛减轻，但仍肿大，乏力，双目干涩，视物模糊消失，舌淡红苔薄白腻，脉沉细。证属：脾肾两虚，痰湿内蕴。治则：健脾化湿，益肾明目。前方减蒲公英、合欢皮，加菊花10g，生龙牡各30g，炒枣仁30g，7副，水煎服，日二次。

2009年12月21日，局部淋巴结疼痛不明显，头晕减轻，视力正常，眠可，纳可，二便调，舌淡红苔薄白，脉沉细。继服前方7剂巩固。

该病属外感余邪不尽，正虚驱邪无力，湿热邪毒内结所致，故治疗法则为补中益气，化湿解毒。方中用党参、白术、黄芪、升麻补气升提助驱邪外达，地丁、蒲公英清热解毒，三仁汤（杏仁、生薏米、白蔻仁、半夏、厚朴、通草、竹叶、滑石）宣上、畅中、渗下祛湿，陈皮、藿香行气燥湿化湿，肝胆郁热用青葙子、菊花、羚羊面疏风清热，合欢皮舒肝解郁，当归养血活血以利散邪，全蝎祛风通络止痛，枸杞子补益肝肾，炒枣仁安神养血，生龙牡潜阳安神，鸡内金消食以利生化之源，生姜、大枣调和营卫、和胃调药。

20 三叉神经痛

三叉神经痛是一种发生在面部三叉神经分布区内反复发作的阵发性剧烈神经痛，是神经外科、神经内科常见病之一。多数三叉神经痛于40岁起病，多发生于中老年人，女性尤多，其发病右侧多于左侧。该病的特点是：在头面部三叉神经分布区域内，发病骤发、骤停，呈闪电样、刀割样、烧灼样、顽固性、难以忍受的剧烈性疼痛。其常用治疗方法包括口服西医卡马西平、口服汤药、针灸治疗及外科手术等，属难治顽疾之一。

【病例】

王某，女，70岁，北京丰台区韩庄子，2009年10月29日初诊。患者三叉神经痛，从今年5月底开始发作，于社区针灸及服中药无效，初诊时右侧颜面剧痛，不能触摸，说话、吃饭困难，口干苦，心烦急躁，失眠多梦，尿黄，便干，舌红苔薄黄，脉弦细。

证属：肝经风火。

治则：清肝散风。

方组：升麻10g，柴胡10g，白芷10g，细辛3g，川连10g，黄柏8g，滑石30g，生石膏30g，竹叶10g，厚朴10g，半夏10g，元参10g，鸡内金30g，制没药10g，甘松10g，焦三仙30g，生甘草10g，全蝎6g，熟大黄7g，火麻仁10g，莱菔子10g，冬瓜子30g，7副，水煎服，日二次。

2009年11月5日第二诊，右侧颜面疼痛减轻，口干苦，大便干，舌脉同前。前方将熟大黄加至8g，加蒲公英10g，地丁10g，20副，水煎服，日二次。

2009年11月30日，右侧颜面疼痛减轻，可吃稀饭，可漱口、洗脸，口干苦减轻，心烦减轻，睡眠好转，尿黄，大便正常，舌暗红苔薄白，脉弦细。前方黄柏加至10g，先后加合欢皮10g，全蝎加至8g，蜈蚣半条，再服38副，水煎服，日二次。

2010年1月7日，患者右侧颜面无疼痛，局部有虫行感，纳食可，眠可，二便调，舌暗红苔薄白，脉沉滑。前方蜈蚣加至1条，继服14付巩固。

该病为阴血不足，肝经热盛，火热上炎所致，急则治标，发作期立清热散风之法，方中以白芷、生石膏疏风清热，黄连、黄柏、滑石、竹叶清火燥湿利湿，升麻、柴胡升散肝经风热，合欢皮舒肝解郁，细辛散风止痛，头痛甚者加全蝎、蜈蚣虫类之品搜风通络止痛，元参、没药凉血活血止痛，蒲公英、地丁清热解毒，厚朴、甘松、半夏行气燥湿化痰，莱菔子、鸡内金、焦三仙消食和胃，熟大黄、火麻仁、冬瓜子清热润肠通利二便，生甘草调和诸药。

21 腰痛

腰痛是指腰部疼痛为主要症状的一类病证，可表现在腰部的一侧或两侧。因腰为肾之府，故腰痛与肾的关系最为密切。

【病例】

张某，男，15岁，黑龙江大庆人，2010年2月1日初诊。患者两年多来腰部酸痛，阴囊潮湿，神疲乏力，形体消瘦，双目干涩，现就诊伴有咽痛，咳嗽，有痰，咽哑，心烦急躁，食欲佳，眠可，尿黄，大便不畅，舌尖略红苔薄白，脉左沉弦，右沉细。查体：咽部充血。

证属：脾胃失和、脾肾两虚、感受外邪。

治则：健脾益肾、温肺止咳。

方组：菊花10g，白芷10g，桔梗10g，牛蒡子10g，茯苓20g，桂枝10g，防风10g，细辛3g，秦艽10g，当归10g，柴胡10g，黄芩10g，全蝎3g，川芎10g，杜仲10g，川断15g，桑寄生20g，滑石15g，苍术10g，黄芪10g，甘草10g，炙麻黄1g，白芍10g，炮姜10g，生姜3片，大枣5枚，7副，水煎服，日二次。

2010年2月8日第二诊，患者诸症减轻，面黄消瘦，大便稍干，舌淡红苔薄白，脉沉弦。证属：脾胃失和、脾肾两虚。立法：健脾益肾。方组如下：升麻10g，菊花10g，白芷10g，桔梗10g，牛蒡子10g，鸡内金20g，冬瓜子30g，苍术10g，陈皮10g，半夏10g，焦三仙30g，菖蒲10g，乌梅10g，佛手10g，杜仲10g，秦艽10g，白术、合欢皮10g，蒲公英10g，地丁10g，黄芪10g，女贞子10g，生龙牡30g，甘草10g，生姜3片、大枣5枚，20副，水煎服，日二次。

腰为肾之府，乃肾之精气所溉之域，腰痛内因不外乎肾虚，而外感风寒湿热诸邪，以湿性粘滞，最易痹着腰部，外感离不开湿邪为患，故治疗之法常需补肾祛湿。但结合该患者形体消瘦、神疲乏力、面色萎黄又有脾胃失和、脾气亏虚，且咽痛、咳嗽、有痰认为为感受外邪、肺中虚寒之象，需全盘考虑，故立健脾益肾、温肺止咳之法。其方中以茯苓、白术、桂枝、防风、细辛、秦艽健脾利湿、祛风通络，杜仲、川断、桑寄生补肾强腰，当归、川芎养血祛风，全蝎搜风通络，炙麻黄、白芍、炮姜、甘草、桂枝、细辛、半夏小青龙汤加减温肺止咳，桔梗、牛蒡子宣肺利气，菊花、白芷疏散风邪，蒲公英、地丁清热解毒针对外邪，柴胡、黄芩和解少阳，滑石、冬瓜子、苍术利湿燥湿，黄芪、女贞子益气养阴扶正，鸡内金、焦三仙消食和胃，陈皮、半夏、佛手燥湿行气，合欢皮行气解郁，生姜、大枣、甘草和胃止呕、调和诸药。

22 鼻出血

鼻出血是血证中最常见的一种，多由火热迫血妄行所致，其中尤以肺热、胃热、肝火最为常见，另有少数病人，可由正气亏虚，血失统摄引起。

【病例】

张某，女，61岁，2010年7月15日初诊。

患者反复鼻出血3年，量较多，夏季潮湿闷热季节明显加重，足癣亦加重，伴口干苦，失眠多梦，月经量少，白带多色白，二便尚可，舌淡红苔白厚腻，脉沉细滑。

证属：脾虚湿热内蕴。

治则：清化湿热。

方组：菊花10g，白芷10g，勾藤10g，天麻10g，杏仁10g，生薏米10g，竹叶10g，白蔻仁10g，苍术10g，黄柏10g，牛膝10g，蒲公英10g，地丁10g，海螵蛸10g，蛇床子10g，地肤子10g，藕节炭30g，白藓皮10g，乌梅10g，玫瑰花10g，防风10g，五味子10g，熟大黄6g，水牛角10g，生甘草，7副，水煎服，日二次。

2010年9月9日第二诊，患者间断服药，近日无鼻出血，现口干苦好转，呃逆，多梦，尿黄，便干，舌淡红苔薄白，脉沉细滑。中医辨证：血府血瘀、肝气犯胃。立法：平肝和胃、活血化瘀。方组如下：菊花10g，白芷10g，党参15g，麦冬10g，五味子10g，生地10g，赭石30g，旋覆花10g，焦三仙30g，合欢皮10g，桃仁10g，炒枣仁10g，红花10g，川芎10g，赤芍10g，柴胡10g，桔梗10g，秦艽10g，没药10g，金银藤10g，枳壳10g，牛膝10g，当归10g，生甘草10g，生姜3片，大枣5枚，7副，水煎服，日二次。

2010年9月16日第三诊，患者胸痛胸闷，呃逆、气短、睡眠好转，二便可，舌淡暗苔薄黄腻，脉沉滑，双寸关浮。辨证、立法不变，方组如下：桃仁 10g，红花 10g，川芎 10g，赤芍 10g，柴胡 10g，桔梗 10g，枳壳 10g，牛膝 10g，当归 15g，生地 10g，半夏 10g，厚朴 10g，合欢皮 10g，焦三仙 30g，赭石 30g，旋覆花 10g，降香 10g，滑石 30g，竹茹 10g，熟大黄 6g，生姜 3 片、大枣 5 枚，14 副，水煎服，日二次。

此患者鼻腔出血综合分析为脾虚失运，湿邪内生，蕴而化热，湿热内盛，内外相引有关，故初立清化湿热之法。方以杏仁、白蔻仁、生薏米宣上、畅中、渗下来祛湿，苍术、黄柏、牛膝、生薏米四妙散清热利湿，蛇床子、地肤子、白藓皮解在表之湿，乌梅、防风、五味子解过敏之因，蒲公英、地丁清热解毒，菊花、白芷、勾藤、天麻辛凉轻透清肝，竹叶清心利尿，水牛角、玫瑰花凉血解毒解郁，藕节炭凉血止血，海螵蛸燥湿收涩，熟大黄通便驱邪，生甘草解毒调和。二诊血止，显其血府血瘀、肝气犯胃本源，立法平肝和胃、活血化瘀。方中用血府逐瘀汤行气活血化瘀，党参、麦冬、五味子益气养阴扶助正气，赭石、旋覆花、焦三仙降逆和胃消导，炒枣仁、合欢皮安神解郁。三诊，立法不变，半夏、厚朴、滑石等燥湿利湿，降香、竹茹和胃降逆。

23 头摇颤震

颤震是因脑髓失充，筋脉、肢体失控而发生以头部或肢体摇动、颤抖为主要临床表现的一类病证。轻者仅头摇或手足微颤，尚能坚持工作和生活自理；重者则头部震摇大动，甚则有痉挛转样动作，双手及上下肢颤动不已，或兼有项强、四肢拘急。其治疗难度大，但治疗得法，病情可以缓解。

【病例】

冯某，女，59岁，辽宁省辽宁市长岭区人，2009年11月2日初诊。

患者二十余年头摇震颤不止，头痛，心悸，胸背痛，烦躁，周身关节疼痛、麻木，畏寒，咽喉不利，二便尚可，舌尖边红苔中根白腻，脉双关滑。

证属：胸中血府血瘀、风湿阻络。

治则：活血化瘀、通络止痛。

方组如下：勾藤10g，天麻10g，赭石30g，党参10g，麦冬10g，五味子10g，合欢皮10g，桃仁10g，红花10g，川芎10g，赤芍10g，柴胡10g，桔梗10g，枳壳10g，牛膝10g，当归15g，生地10g，半夏10g，厚朴10g，茯苓30g，桂枝10g，防风10g，细辛3g，秦艽10g，杜仲10g，玫瑰花10g，没药10g，干姜10g，生龙牡各30g，海螵蛸15g，羌活10g，独活10g，桑寄生10g，菖蒲10g，益智仁10g，炒枣仁30g，生甘草10g，野灵芝2g，琥珀末1.5g，生姜3片，大枣5枚，7副，水煎服，日二次。

209年12月5日第二诊，患者头摇震颤减轻，诸症皆轻，舌淡红苔薄白，脉沉细。中医辨证、立法不变，处方如前，继续服用20付巩固。

颤震通常的认识为年老体弱正虚，脑髓失充，或气血亏虚，痰热内蕴，瘀血阻络等，使经脉失养，肢体失控所发。其病位在脑，以肾为本，以脾为根，以肝为标。治疗上以填精补髓，补益气血，清热化痰，活血化瘀，熄风定颤为主要方法。该患者血瘀于内，外感风湿，阻滞经络，筋脉失养所致，治疗上需活血化瘀与祛风除湿通络并举。其方中用血府逐瘀汤加减行气活血化瘀，独活寄生汤加减祛风湿、止痹痛、补肝肾、益气血。“诸风掉眩，皆属于肝”，用勾藤、天麻、赭石、生龙牡平肝潜阳熄风，合欢皮、玫瑰花疏肝解郁。羌活、海螵蛸、没药祛风、燥湿、活血止痛。干姜温经散寒。半夏、厚朴燥湿行气。桑寄生、益智仁、菖蒲、炒枣仁、琥珀末补肾、交通心肾、宁心安神。党参、麦冬、五味子、野灵芝益气养阴扶助正气增强抗病能力。生姜、大枣、甘草和胃止呕、调和诸药。活血化瘀与祛风除湿通络、扶助正气并举，疗效较好。

24 自汗症

【病例】

孙某，女，55 岁，通州人，2011 年 6 月 16 日初诊。

患者自汗一年余，畏风，不敢出门，多方求医未愈，焦虑万分，伴烦躁，胸痛，心悸。求助于电视台，电视台介绍本门诊处就诊。查体面白，舌暗红，苔白腻，脉沉细弱。

证属：血府血瘀阴虚湿热心气阴不足。

治则：活血化瘀，清化湿热。

方选：生脉散、血府逐瘀汤加减。

组方：桃仁 10g，红花 10g，川芎 10g，赤芍 10g，柴胡 10g，桔梗 10g，枳壳 10g，牛膝 10g，当归 10g，生地 10g，半夏 10g，厚朴 10g，杏仁 10g，白蔻 10g，滑石 30g，竹叶 10g，秦艽 10g，甘草 10g，合欢皮 10g，生薏米 10g，升麻 10g，白芷 10g，黄连 10g，生龙牡 30g，生石膏 30g，知母 10g，黄柏 10g，浮小麦 10g，琥珀米 3g，黄芪 15g，火麻仁 10g。

2011年7月14日复诊。患者症状明显好转，汗出少，可以出门，舌暗红，苔白，脉沉细。

上方加细辛3g，防风10g，乌梅10g，炙没药10g。

2011年9月8日复诊。患者症状明显好转，怕风、下肢发凉也好转，可以外出，方组如下：升麻10g，白芷10g，生石膏30g，黄连10g，生龙牡30g，黄柏10g，桃仁10g，红花10g，川芎10g，赤芍10g，柴胡10g，桔梗10g，枳壳10g，牛膝10g，当归10g，生地10g，秦艽10g，金银藤10g，滑石30g，火麻仁10g，炙没药10g，水牛角10g，干姜10g，甘草10g，淡竹叶10g。

2011年10月20日复诊。患者汗出明显好转，口干苦、舌痛溃疡明显好转。舌黄厚，脉沉弱。依9月8日方加浮小麦至15g。再服15剂，病情痊愈。

一般认为，自汗之病多主虚，因气虚、阳虚而致阴阳失调，腠理不固，而致汗液外泄。故此患者就诊之初被予以补气固本止汗之方，但效果不佳，反而加重。笔者临床经验，自汗亦见于湿热内蕴，气滞血瘀而致，因瘀血内阻、郁而化热，痰浊内阻、阳气不通固而自汗不愈。

瘀血与痰互为胶结，可遍及脏腑、经络，无处不到，故“痰瘀互结”的病证往往涉及多个系统，症状多样，在肺则为咳为喘，在心则怔忡心悸、胸痛，在脑则眩晕、头痛，在四肢则麻木不仁等。《三因极一病证方论·自汗证治》：“夫自汗，多因伤风伤暑，及喜怒惊恐，房室虚劳，皆能致之。无问昏醒，浸浸自出者，名曰自汗。”其临床表现，阳虚自汗，必恶寒；火热自汗，必燥热；伤湿自汗，困倦身重，天阴转甚，声如瓮出；伤风自汗，头疼身热，咳嗽烦闷，鼻塞流涕；伤暑自汗，身热口渴、烦躁面垢；痰证自汗，头眩呕逆，胸满吐痰……”辨证之要点，除掌握一般体征外，重在望舌，无论痰湿、痰浊内阻，舌苔每多腻苔（白腻、黄腻、黏腻、厚腻等）。凡有瘀阻，舌质往往紫暗、暗红，或有瘀点、瘀斑，舌下静脉增粗、曲张，因此紫暗舌色及腻苔是“痰瘀互结”证候在舌象上的反映，也是辨证之要点。主治症候有头晕头痛、呃逆、呕吐、胸痹作痛等，活血化瘀常以血府逐瘀汤加为主，祛痰化湿恒以三仁汤加减，理气根据病情佐入陈皮、合欢皮、玫瑰花等药物。治疗湿热内蕴，湿热犯脾、犯胃、犯肾，上犯头目等病机所致之症。

25 水肿

水肿是指体内水液潴留，泛滥肌肤，引起眼睑、头面、四肢、腹背甚至全身浮肿，严重者还可伴有胸水、腹水等。本病在《内经》中称为“水”。《灵枢·水胀》篇对其症状作了详细的描述，如“水始起也，目窠上微肿，如新卧起之状，其颈脉动，时咳，阴股间寒，足胫肿，腹乃大，其水以成矣。以手按其腹，随手而起，如裹水之状，此其候也。至其发病原因，《素问·水热穴论》指出："故其本在肾，其末在肺。"《素问·至真要大论》又指出："诸湿肿满，皆属于脾。"可见在《内经》时代，对水肿病已有了明确的认识。水不自行，赖气以动，水肿一证，是全身气化功能障碍的一种表现，涉及脏腑较多，如风邪外袭、肺失通调，湿毒浸淫、内归脾肺，湿热内盛、三焦壅滞，饮食劳倦、伤及脾胃，房劳过度、内伤肾元等均可导致肺不通调，脾失转输，肾失开合，终至膀胱气化无权，三焦水道失畅，水液停聚，泛滥肌肤，而成水肿。水肿病机正如《景岳全书·肿胀》曰："凡水肿等证，乃肺脾肾三脏相干之病，盖水为至阴，故其本在肾；水化于气，故其标在肺；水惟畏土，故其制在脾。今肺虚则气不化精而化水，脾虚则土不制水而反克，肾虚则水无所主而妄行。"中医认为水肿以肾为本，以肺为标，以脾为制水之脏。此外，瘀血阻滞，损伤三焦水道，亦往往使水肿顽固不愈。故治疗除用发汗、利尿、攻逐外，还有健脾、温肾，甚至活血化瘀等法。张老临证，除妇儿较多外，内科杂病亦不少，亦有自己的独到特色，现通过一例水肿病例介绍张老治疗此类疾病的思路。

【病例】

张某，男，42岁，2010年5月20日第一诊，患者四肢及颜面浮肿，面色㿠白，神疲乏力，腰酸腿软，行走无力，口干不思饮，尿少，大便可，舌淡暗苔白厚腻，脉沉细无力。

西医诊断：慢性肾功能不全尿毒症期。

证属：脾肾两虚、湿热内蕴。

治则：清化湿热、健脾补肾。

方组：熟地黄 10g，山药 10g，山萸肉 10g，茯苓 15g，黄芪 15g，滑石 15g，泽泻 10g，牡丹皮 10g，蒲公英 10g，地丁 10g，女贞子 10g，竹叶 10g，枸杞子 10g，砂仁 10g，桑枝 10g，冬瓜子 30g，肉桂 6g，旱莲草 10g，猪茯苓 10g，白术 10g，杜仲 10g，生甘草 10g，14 副，水煎服，日二次。

2010 年 6 月 10 日第二诊，四肢、颜面浮肿明显减轻，面色萎黄，神疲乏力减轻，腰酸腿软减轻，行走较前有力，尿量较前增加，大便可，有时呃逆，舌淡暗苔薄白腻，脉左弦滑，右关弦。辨证、立法同前，方组如下：熟地黄 10g，山药 10g，山萸肉 10g，茯苓 15g，黄芪 15g，滑石 30g，泽泻 10g，牡丹皮 10g，蒲公英 10g，地丁 10g，女贞子 10g，竹叶 10g，枸杞子 10g，砂仁 10g，桑白皮 10g，冬瓜子 30g，肉桂 6g，旱莲草 10g，生赭石 30g，白术 10g，杜仲 10g，生甘草 10g，14 副，水煎服，日二次。

后坚持前方加减服用，至 2010 年 8 月 26 日，患者四肢、颜面无浮肿，腰酸腿软轻微，行走正常，无气短乏力，尿量正常，大便正常，舌暗红苔薄白，脉沉滑。继服前方巩固。

治疗水肿邪实多从湿热立论，正虚多从脾肾两虚立论。饮食不节、劳损内伤等因素导致脾气亏虚，失于健运，水湿不化，郁久化热，泛溢肌肤，另肾气亏虚，不能蒸腾水液，膀胱气化不利，开合失常，水液内停，亦致水肿。故治疗一方面清化湿热、通利二便去其邪，另一方面健脾补肾、清流截源固其本。方中用六味地黄丸（熟地黄、山药、山萸肉、茯苓、泽泻、牡丹皮）三补三泻滋补肝肾脾，同时泻浊阴利湿，标本兼顾。女贞子、旱莲草、肉桂、杜仲、枸杞子补肾中阴阳。白术、砂仁健脾利湿、芳香化湿以补脾。黄芪益气固表、行水消肿。滑石、竹叶淡渗利湿，利小便驱邪。冬瓜子淡渗利湿通利二便驱邪。桑白皮肃降肺气，通调水道。蒲公英、地丁清热解毒燥湿，同时防止邪毒加重病情。张老之方，标本兼顾，疗效颇丰。

26 胃痛

【病例】

闫某，女，40岁，鹿山市人，2010年8月2日初诊。

证见：慢性胃炎，胃痛，纳差，呃逆，烦躁，眠差，尿赤，便溏，月经色暗量多块多，舌淡苔白脉缓。

证属：脾胃失和肝气犯胃。

治则：柔肝和胃清热。

方组：高良姜10g，香附10g，吴茱萸6g，川连8g，苍术10g，黄柏10g，牛膝10g，海螵蛸30g，蒲公英10g，地丁10g，旋覆花10g，代赭石30g，焦三仙30g，苣麦10g，蛇床子10g，地肤子10g，蜈蚣半条，山慈菇10g，草河车10g，板蓝根10g，冬瓜子30g，白术10g，炮姜10g，黄芪30g，女贞子10g，甘草10g，15付，水煎服，日两次，每次150ml。

2010年8月18日复诊，自诉症状明显缓解。无明显胃痛，饮食增加，二便正常，上方续服15副，诸症悉减。

胃痛是以上腹胃脘部近心窝处经常发生疼痛为主证。常由于外感寒邪、饮食伤胃、肝气犯胃、脾胃虚弱所致。常见证型包括寒邪客胃、饮食停滞、肝气犯胃、肝胃郁热、瘀血停滞、胃阴亏虚、脾胃虚寒等。张老常用高良姜、香附温中散寒理气止痛；黄连、吴茱萸辛开苦降、疏肝和胃；旋覆花、代赭石顺气降逆；焦三仙、莱菔子消食导滞；莪术、鸡内金行气消食；半夏、陈皮、茯苓、厚朴和胃化湿；甘松化湿行气；干姜、半夏、茯苓温胃化饮；佛手、砂仁行气消胀；香附、郁金、青皮、陈皮、木香、枳壳疏肝解郁、理气和中；合欢皮、玫瑰花醒脾解郁；蒲黄、五灵脂行血散瘀止痛；海螵蛸制酸止痛止血，常用于溃疡性疼痛。

27 湿疹

临床善用四妙散治疗皮肤湿疹，中医运用辨证清热利湿的原理，能够取得满意疗效。

【病例】

陈某，女，20岁，宣武区凌云居人，2010年3月1日初诊。

证见：面部脂溢性皮炎，烦躁易怒，月经量少、多块，尿赤，便不通，舌红苔黄腻，脉弦。

证属：脾不化湿，湿热湿毒犯表。

治则：清火化湿，凉血解毒。

方选：四妙散加减。

方组：苍术6g，黄柏3g，牛膝6g，生薏米10g，丹皮6g，生地10g，滑石15g，陈皮10g，半夏10g，茯苓15g，蛇床子6g，地肤子10g，白藓皮10g，防风10g，公英10g，地丁10g，竹叶6g，水牛角6g，甘草6g，10副，水煎服，日两次，每次150ml。

2010年3月11日复诊，显效，面部脂溢性皮炎口服汤药后明显好转，烦躁易怒缓解明显。

治则同前，方组：苍术10g，黄柏6g，牛膝10g，生薏米10g，公英10g，地丁10g，野菊花10g，蛇床子10g，地肤子10g，玫瑰花 10g，赤芍 10g，乌梅 6g，防风 10g，荆芥 10g，元胡 10g，连翘 10g，焦三仙 30g，白藓皮 10g，茯苓皮 30g，冬瓜子 30g，羚羊角面 0.6g，10 副，水煎服，日两次，每次 150ml，症状痊愈。

“四妙散”是由《丹溪心法》中二妙散即黄柏、苍术加牛膝、薏苡仁变化而来，载录于《成方便读》，主治湿热下注、腿足红肿、痿软无力等症。方中以黄柏为君，其性苦寒，取其寒以胜热，苦以燥湿，既能清热燥湿又能泻火解毒。臣以苍术，因其辛散苦燥长于祛湿，因湿自脾来故，取其燥湿健脾，使湿邪去而不再生。佐以牛膝，性善下行，能补肝肾，祛风湿，引药下行使湿自下去。薏苡仁取其甘补淡渗，健脾燥湿，对于脾虚湿滞者尤为适用。又因其性偏凉，能清利湿热。四药共用，标本兼顾，使湿热得除。

苍术辛苦性温，苦香燥烈，外用可解风湿之邪，内服能化湿浊，为祛风胜湿健脾之药。黄柏苦寒、沉降，功专清热燥湿，善清下焦湿热，苍术与黄柏合用使湿去热清。牛膝既能活血祛瘀，引血下行，又能补益肝肾，强筋健骨。薏苡仁，甘淡、微寒，《本草经疏》曰：“薏苡仁味甘补脾，兼淡能渗湿，故主筋急拘挛不可屈伸及湿痹……而通利血脉也。”

湿疹患者往往恣意饮食，过食辛辣刺激荤腥动风之物，伤及脾胃，致使脾失健运，湿热内蕴。又兼外受风邪，脾虚湿邪犯表，内外两邪相搏，浸淫血脉，内不得疏泄，外不得透达，郁于肌肤腠理之间，故皮肤疹出色红瘙痒或津水流溢。张主任认为治疗应以清热利湿止痒为主要治法，故选用四妙丸加减治疗湿疹取其清利湿热、祛风止痒、燥湿健脾之意。

加用白藓皮、地肤子、土茯苓、蛇床子以增强除湿止痒之功。苦参具有较好的清热燥湿作用，野菊花清热解毒祛火，丹皮清热凉血，蝉衣疏风清热、宣肺透疹，水牛角凉血解毒。

如瘙痒甚加荆芥、防风，由于痒自风来，故止痒必先疏风，疏风止痒以祛除在表之风邪。面部湿疹严重者加薄荷、板蓝根，薄荷散头面风热；板蓝根可上行清热解毒。疹色红甚、热毒重者加蒲公英、野菊花以加强清热解毒之力。湿热重加淡竹叶、滑石渗湿泄热，导湿热下行，从二便而去，使邪有出路。加赤芍或牡丹皮行气通络，活血散瘀，气行则营卫畅通，营卫畅通则邪无滞留。冬瓜皮、白藓皮、车前子利湿清热，杀虫止痒消肿。

上方共用，具有较好的清热解毒、燥湿止痒之功效，在临床应用中对湿疹取得较满意的疗效。

28 咳嗽

运用中医辨证施治的原理，古方经方化裁治疗多种疾病，善用小青龙汤加减治疗咳嗽喘哮很有心得，总结如下。

【病例】

耿某，女 70 岁，西内北草厂人，2010 年 11 月 25 日初诊。

患者自诉 11 月 2 日发热，到积水潭医院就诊诊断为肺炎，输液 7 天头孢类抗菌素后热退，到人民医院 X 光胸片还有炎症，又口服 7 天抗菌素（具体药名不详），但仍咳嗽剧烈，白痰多，夜晚加重，夜不能寐，口干喜饮，心悸，汗出，尿赤，便不爽。舌红苔薄白，脉弦数。

证属：外感风寒，痰饮伏肺。

治则：温化痰饮。

方选：小青龙汤加减。

方组：党参 15g，寸冬 10g，五味子 10g，天花粉 15g，焦三仙 30g，桂枝 10g，炙麻黄 2g，白芍 10g，炮姜 10g，元参 10g，细辛 3g，半夏 10g，内金 10g，生甘草 10g，10 副，水煎服，日两次，每次 150ml。

2010 年 12 月 5 日复诊，自诉付上方三天后上诉症状即明显减轻。仍有少许白痰，易咳出，舌红苔薄白，脉弦。治疗同前，上方续服 10 副，水煎服，日两次，病情痊愈。

患者咳喘痰白多，舌苔白脉弦，为水饮内停，风寒外束外寒内饮相搏，拥塞于肺，肺失宣发所致。小青龙汤疏风解表，温化里饮，宣肺平喘。

张仲景之小青龙汤，力专效宏，临床只要运用得当，无论常见病或疑难病，皆能获效。人体水液的运行与肺脾肾及三焦有关，肺、脾、肾三脏功能失调，三焦气化不利，则脉道壅闭，水饮停积，不得宣发，聚成痰饮。饮为阴邪，易伤阳气，并随气机升降，无处不到，凡五脏皆能致之。

小青龙汤用麻黄、桂枝、细辛、白芍、半夏、干姜、五味子、甘草辛甘化阳，发散在表之寒气，温散在里之寒饮；五味子、白芍、甘草酸甘合化，敛阴制阳，以防他药之辛燥。全方一散一收，一升一降，阴阳调和，使寒气去而里饮散，咳喘诸症除。

小青龙汤自古即为治疗寒哮的名方。是方中，麻黄、桂枝发散寒邪，并能平喘；干姜温肺胃，以化寒饮；制半夏燥湿化痰、健胃化饮；五味子敛肺平喘，兼制麻黄、桂枝过于发散；甘草益气和中，调和诸药。

临床运用时需注意：病机为表寒外束，水饮内停。主证为恶寒、发热、无汗、头痛、身痛、干呕、咳嗽、喘息、不得卧、痰稀白、吐涎沫，舌苔薄白或白滑，脉弦或弦滑。辨证要点咳逆、脉弦、苔白滑。应用尚需随证加减。咳嗽痰多合三子养亲汤以涤痰，痰湿重合二陈汤以燥湿化痰和中，喘累甚者无论寒、热、虚、实皆可加旋覆花以降肺气。配合三子养亲汤，以加强化痰降气之效，特别是三子养亲汤中的白芥子，具有较强的燥湿化痰、温肺化饮之功效，实为治疗寒饮之要药。加用桔梗、枇杷叶可加强宣肺平喘、止咳化痰之功；加炒鸡内金、焦三仙、健脾开胃，起到治疗哮喘，保护胃肠之目的。

29 喘证

喘证是以呼吸困难，张开抬肩，甚则鼻翼煽动，不能平卧为特征，严重者可致喘脱。喘证的成因很多，但概言之，不外外感、内伤。正如《景岳全书·喘促》篇说："实喘者有邪，邪气实也；虚喘者无邪，元气虚也。"其病理性质有虚实两方面，实者因邪壅于肺，宣降失司；虚者因肺不主气，肾失摄纳。故其治疗原则《类证治裁·喘症》认为"喘由外感者治肺，由内伤者治肾"。另脾经痰浊水饮上干于肺，中气虚弱无以上充，肝气乘逆肺气不降等亦可致喘证发生，其成因复杂，上实下虚并见者亦较多。

【病例一】

连某，女，31岁，2010年1月7日初诊。

患者2年多前怀孕3、4个月时开始喘憋，后天冷时喘憋时有发作，现再次发作喘憋，气短，乏力，咳嗽，咳白黏痰，腰酸，偶有呃逆，纳少恶心，畏寒，月经量少有血块，多带，大便可，夜尿1次，舌暗红苔薄白，脉细数。患者既往有过敏性鼻炎、咽炎。

证属：产后失调，脾胃失和，肾不纳气。

治则：健脾和胃，补肾纳气，止咳平喘。

方选：苏子降气汤加小青龙汤化裁。

方组：炒苏子10g，厚朴10g，半夏10g，当归15g，炮姜20g，陈皮10g，前胡10g，肉桂10g，五味子10g，炙麻黄1g，白芍10g，生甘草10g，藿香10g，辛夷10g，鹅不食草10g，海螵蛸30g，合欢皮10g，焦三仙30g，内金15g，冬瓜子30g，生姜6g，大枣6g，7剂，水煎服，日二次。

2010年1月14日二诊，近一周无喘憋，轻微胸闷，气短乏力明显减轻，咳嗽偶作，痰少，腰酸好转，无呃逆，食欲佳，进食量明显增加，畏寒汗出减少，近日又受凉现鼻塞，流清涕，大便正常，夜尿1次，舌淡红苔薄白，脉沉细无力。处方于前方加黄芪30g，桔梗10g，野灵芝2g，7剂，水煎服，日二次。

2010年1月21日三诊，现仅有快步行走后微喘，且持续时间较短，不咳，无痰，食欲佳，无腰酸腿软，二便正常，舌尖略红苔薄白，脉沉细无力。前方加莱菔子10g，继服7剂，水煎服，日二次。

2010年1月28日四诊，活动后几乎无喘憋，晨起少量白痰，食欲佳，食量大，无神疲乏力及腰酸腿软，手指尖有少量小水疱，二便正常，夜寐安，舌暗红苔薄白，脉沉细无力。前方加桑枝

15g，继服 7 剂，水煎服，日二次。

2010 年 2 月 4 日五诊，患者不咳，无喘，晨起少量白黏痰，纳食好，二便正常，手指尖无水疱，舌暗红苔薄白，脉沉细无力。前方加细辛 3g，继服 12 剂，水煎服，日二次，巩固疗效。

【病例二】

温某，男，63 岁，2009 年 12 月 10 日初诊。

患者既往有“慢支”病史，现咳嗽喘憋加重，痰多白黏，口干苦，呃逆，胃脘胀痛，气短，腰酸，行走无力，眠差，二便正常，舌淡暗苔薄白微腻，脉沉滑无力。

证属：肝胃失和，脾肾两虚。

治则：疏肝和胃，健脾益肾，降气化痰。

方选：苏子降气汤化裁。

方组：炒苏子 10g，厚朴 10g，半夏 10g，当归 10g，陈皮 10g，枳壳 10g，牛蒡子 10g，炙甘草 10g，前胡 10g，旋覆花 10g，赭石 30g，焦三仙 30g，高良姜 10g，冬瓜子 30g，肉桂 10g，香附 10g，内金 10g，甘松 10g，莱菔子 10g，干姜 10g，川连 6g，桃仁 10g，红花 10g，川芎 10g，赤芍 10g，苦梗 10g，生姜 3 片，大枣 5 枚，6 剂，水煎服，日二次，每次 150ml。

2009 年 12 月 17 日二诊，咳喘减轻，咳痰较多，余症皆轻，舌脉同前，于前方加葶苈子 10g，继服 6 剂，水煎服，日二次，每次 150ml。

2009 年 12 月 24 三诊，咳嗽明显减轻，无痰，喘憋仅活动后发作，但较轻微，胃胀减轻，食量增加，眠差，二便正常，舌淡红苔白腻，脉沉滑。于前方加沉香 6g，继服 6 剂巩固疗效，水煎服，日二次，每次 150ml。

此病例病程较长，反复发作，病久正虚，均致脾胃失和，脾失健运，痰浊内生，上干于肺，痰浊壅肺，肺气失宣，加之病久伤肾，肾失摄纳，终致肺气不宣，中气不续，肾气不摄而致喘促。故治疗以苏子降气汤加减降气祛痰、补肾纳气，以解“上实下虚”之势，注重调理脾胃，以达“脾胃健旺、痰浊不生”治本清源之功，同时据各自兼加症的不同，酌情予以温化痰饮、疏肝理气、活血化瘀等对症处理，标本同治，以求功强效增，疗效颇佳。

苏子降气汤选自《太平惠民和剂局方》，是治疗上实下虚之喘咳的常用方剂。紫苏子、半夏降气化痰，止咳平喘，为方中主药；厚朴、前胡、陈皮下气祛痰，协助主药治疗上实，肉桂温肾纳气治疗下虚，均为辅药；当归养血润燥，制约燥药伤阴的副作用，生姜宣肺，而应肺主宣降之性，为佐药；甘草、大枣调和诸药为使。全方降气疏壅，引火归元，祛痰止咳。有补有行，有调有燥，治上顾下，标本同治。

30 朗格－汉斯组织细胞增多症

【病例】

张某某，男，5岁，主诉，患者一年前在北医三院诊断朗格－汉斯组织细胞增多症，曾用激素治疗好转，今年3月时复诊复发，西医用激素无缓解，目前无其他治疗方法。曾做过胸部X线检查、CT检查等多项西医检查做出明确诊断，故患者求助于中医治疗。就诊时患者下眼睑深黑色，表情呆滞，舌质红，舌苔黄厚腻，脉沉细。

西医诊断：朗格－汉斯组织细胞增多症。

证属：脾肾两虚。

治则：健脾益肾。

方组：升麻6g，菊花10g，连翘10g，黄连6g，黄芩6g，地丁10g，滑石10g，（先煎）黄芪10g，女贞子10g，全蝎3g，薄荷（后下）10g，龙葵10g，蒲公英10g，赤芍10g，白花蛇舌草10g，马勃10g，板蓝根10g，甘草10g，淡竹叶10g，拳参10g，15剂水煎服。因病人家在外地，在外地抄方继续治疗。嘱注意清淡饮食。

二诊：三个月后复诊症状缓解，患者表情正常可以正常交流。

舌苔微黄腻，脉细。考虑为患者咳嗽，咽红，纳差，上方加炙麻黄 1g，苦杏仁 6g，石膏（先煎）20g，鸡内金 10g，焦三仙 30g，牛蒡子 6g，桑叶 6g。15 剂水煎服。

三诊：患儿无症状，生长发育良好，舌苔白腻，脉细，纳稍差，加三棱 10g，大枣 5 枚、生姜三片。

组织细胞增生症为一组少见的原因不明疾病，该病名由 Lichtenstein 于 1953 年提出。该病多发生于儿童，其发病、临床症状及病变范围差异很大，但病理上有着共同的病理特征，即组织细胞异常增生。现已证实此组织细胞具有朗格－汉斯组织细胞(lang，erhans’histocyte) 特征，故本病现又称为朗格－汉斯组织细胞增生症。肺朗格－汉斯组织细胞增生症可以原发于肺脏，也可是全身系统性病变的一部分。以前有关该病的命名较为混乱，把局灶性病变称为嗜酸性细胞肉芽肿，而把系统性病变则称为 Letter–Siwe 病（莱－雪病）和 Hand–Schüller–Christian 病（汉－许－克病）。肺朗格－汉斯组织细胞增生症可发生于任何年龄。多器官和多系统的朗格－汉斯组织细胞增生症通常在婴儿和儿童，但肺部受累通常不是主要临床表现。相反，仅累及肺脏的肺朗格－汉斯组织细胞增生症多发生于 20–40 岁年龄组，无明显性别差异。肺朗格－汉斯组织细胞增生症临床表现差异很大，约 25% 的病人无临床症状，仅在体检时偶然发现，有些病人则在发生气胸或呼吸道症状后，在做 X 线检查时发现。由于肺组织细胞增生症是一种少见病并且通常可以有部分患者可以自行缓解，因此有效的治疗方法很难评价。到目前为止，尚无双盲对照试验来证明何种治疗是有效的。口服糖皮质激素对控制病人症状有效。常规的剂量是泼尼松（强的松）每天 0.5–1.0mg/kg，逐渐减量直至 6–12 个月。最近的一项研究表明，糖皮质激素可以改善刚发病病人症状和胸部 X 线表现，但对肺功能改善无明显的影响。其他一些细胞毒性药物如硫酸长春碱（长春碱）和依托泊苷（足叶乙甙）虽然被经常用来治疗儿童患者的弥漫性组织细胞增生症，但对于仅有肺部受累的成年患者，应当避免使用此类药物。

笔者考虑患儿阳气不足，脾湿内蕴，心火偏盛，用升麻、黄芪行少阳，用菊花、连翘清肝泻火，黄芩、黄连味苦寒泻心肺间热以为君。滑石块、全蝎、淡竹叶凉血安神，紫花地丁、蒲公英清热解毒，凉血消肿散结，草河车、板蓝根、白花蛇舌草清热消痈祛湿。薄荷叶苦辛平，板蓝根味苦寒，马勃味苦平，散肿消毒以为佐。女贞子、赤芍益肾，龙葵清热利湿。生甘草甘寒，泻火补气；二诊时加炙麻黄 1g，苦杏仁 6g，石膏清肺胃之热，鸡内金、焦三仙健脾消食，牛蒡子 6g，桑叶 6g，用以清瘟解表。三诊：加三棱健脾消食，大枣健脾益肾，加生姜和胃。

通过此方可以看出，复杂难辨疾病以抓主症，辨虚实为要。

31 脐尿管感染

【病例】

陈某，男，5岁6个月，2013年6月6日初诊。

主诉反复腹痛三月余，患者三个月前开始反复腹痛，曾在多家医院就诊，诊断为脐尿管感染，曾做过病毒检测，结核检测，风湿检测、腹部B超、CT检查检查示脐尿管脓肿，运用抗生素等治疗也未缓解，故患者求助于中医治疗。就诊时患者腹痛明显，面色㿠白。咽多溃疡，偶有咳嗽，血常规正常。舌尖红，舌苔少，脉弦细。

西医诊断：脐尿管感染。

证属：瘟热不解，脾胃失和。

治则：清瘟解毒、健脾和胃。

方组：升麻6g，柴胡6g，黄芩**6g**，黄连6g，僵蚕6g，牛蒡子6g，薄荷6g，（后下）板蓝根6g，桔梗6g，连翘6g，玄参6g，炙麻黄1g，苦杏仁6g，生石膏20（先煎）焦三仙30g，法半夏6g，甘草10g，滑石块10g，（先煎）淡竹叶6g，龙葵10g，黄芪10g，豆蔻6g，全蝎3g，大枣5枚，生姜3片，鸡内金10g，关黄柏3g，七剂水煎服日两次。嘱其注意清淡饮食。

二诊：七日后复诊热退两天，舌苔淡，脉弦。考虑为患儿肾虚血瘀，上方加穿山甲3g，王不留行8g，路路通8g。七剂水煎服。

三诊：七日后复诊，复查腹部B超已正常，无腹痛，大便偏干，上方加火麻仁10g，火麻仁以攻逐其热，用治气分热炽。后痊愈。

温病中的低热，常有两类，其一是温病初起，邪在肺卫，并伴有微恶风寒、咳嗽等症，治宜清热解毒，宣肺止咳。因病在上焦肺卫，故用轻清散邪之品；其二是温病后期，余邪未清，体温持续不退，阴津耗伤，手足心亦有热象。患儿早期有感冒症状，后期出现腹痛等症状，由于患儿先天脐尿管未闭，引起脐尿管感染引起腹痛。本病患者是此种温病后期证型，是热伤肺胃之津所致。笔者运用普济消毒饮加减治疗，清其温热。用黄芩、黄连味苦寒泻心肺间热以为君；玄参苦寒，生甘草甘寒，泻火补气以为臣；连翘、薄荷叶苦辛平，板蓝根味苦寒，散肿消毒定喘以为佐；升麻、柴胡苦平，行少阳、阳明二经不得伸；桔梗辛温为舟楫，不令下行。患者热久，心火上炎，而血热又起，气血两燔之证，以清气生津药与凉血解毒药相配，故以石膏清肺胃之热，知母清金保肺，而治阳明独胜之热故加元参，启肾经之气，滑石块、淡竹叶凉血安神，热伤肝肾，肝肾阴虚，柴胡疏肝。患儿湿热下注，用龙葵、豆蔻清利湿热。全蝎凉血安神，脾胃失和加鸡内金、焦三仙，加黄芪补益气血，大枣健脾益肾，加生姜和胃。二诊考虑为患儿肾虚血瘀，上方加穿山甲 3g，王不留行 8g，路路通 8g。三诊患儿湿热已解，患儿便干，方加火麻仁 10g，火麻仁以攻逐其热，用治气分热炽。

以及多个儿科病例运用普济消毒饮加减的病例，效果明显。

在小儿中运用，小儿脏腑娇弱，运用此方法凉血退热，清利瘟热的效果明显。

32 头痛

【病例】

裴某某，女，48 岁，2013 年 6 月 13 日初诊。

主诉反复头痛一个月就诊。患者一月前开始经常头痛，曾服用多种止痛药及安神药不见缓解，故患者求助于中医治疗。就诊时患者头痛，一侧跳痛，烦躁易怒，睡眠差，纳差，大便可，月经先后无定期，量减少，白带多，有高血压病史，目前血压稳定。舌尖红，舌苔黄腻，脉弦。

证属：血府血瘀，脾胃失和。

治则：活血化淤、健脾和胃。

方组：桃仁 10g，红花 10g，川芎 10g，赤芍 10g，柴胡 10g，

桔梗10g，枳壳10g，牛膝10g，当归10g，地黄10g，法半夏10g，厚朴10g，苦杏仁10g，豆蔻10g，滑石30g，（先煎）淡竹叶10g，秦艽10g，甘草10g，合欢皮10g，生薏苡仁10g，天麻10g，钩藤10g，牛蒡子10g，焦三仙30g，桂枝10g，炙麻黄2g，大枣5枚，生姜3片。七剂，水煎服，日两次。嘱注意清淡饮食，避寒凉，忌生冷食物。

二诊：七日后复诊头痛痊愈，睡眠可，汗少，舌苔淡，脉弦。

头痛是临床常见的一种自觉症状，可由多种疾病引起。凡外感六淫，内伤七情，引起以头痛为主症的病证，均可称为头痛。头痛剧烈，反复发作，经久不愈者称为“头风”。《内经》对本病有“首风”、“脑风”之称。《内经》明确指出了外邪入侵与脏腑功能失调均能导致头痛。晋王叔和指出，肝胆气逆是引起头痛的重要原因之一。明清时期，对本病的认识渐臻完善，进一步阐发了头痛的病因病机及辨证施治。对于头痛的辨治，力求治病求本。如《明医杂著·头痛》提出了久病头痛不能概以虚论治，要分清标本虚实。《景岳全书·头痛》明确指出头痛的辨证要根据部位而确定病性。按全国中医院校的最新中医内科学教材中，将头痛病因分治分为：风寒证、风热证、风湿证、肝阳证、肾虚证、气血虚证、痰浊证。

此患者属于瘀血证夹脾虚及肝阳上亢证，头痛时一侧或两侧的刺痛或跳痛，常因七情波动而发作或加剧。此患者年龄在女性更年期范围内，出现了更年期综合征的肝气郁结证型同时伴有湿热下注，患者情志烦躁易怒，月经或前或后，经行不畅，白带多，舌质黄腻，脉弦。同时脾胃失和的临床表现，纳差等症状。

此患者，血府血瘀，在更年期综合征时，肝郁气滞明显，以活血化瘀而不伤正、疏肝理气而不耗气为特点，达到运气活血、祛瘀止痛的功效。桃仁、红花、当归、川芎、生地、赤芍，活血化瘀而养血，防纯化瘀之伤正，柴胡、枳壳、甘草、赤芍，疏理肝气，使气行则血行，桔梗引药上行达于胸中，牛膝引瘀血下行而通利血脉。诸药相合，构成理气活血之剂。加合欢皮增加疏肝安神功效。竹叶、厚朴、生薏仁、半夏。因内含杏仁、白蔻仁、生薏仁，取名为“三仁汤”。运用此方可加强清热利湿之力，药用辛开苦降淡渗以宣上、畅中、渗下，使湿热之邪从三焦分消，调畅三焦气机。体现了“分消走泄”法。杏仁苦辛，宣利上焦肺气，气化则湿化。白蔻仁芳香化湿，行气，调中。生薏仁甘淡，渗利下焦湿热，健脾。三仁合用，能宣上、畅中、渗下而具清利湿热，宣畅三焦气机之功。半夏、厚朴辛开苦降，化湿行气，散满消痞。滑石、竹叶、通草甘寒淡渗，利湿清热。加秦艽加强祛风除湿之功，同时还有和血舒筋，清热利尿之功。患者肝阳上亢，加天麻、钩藤有平肝熄风、清热活血之功。患者有恶寒之证，加桂枝、炙麻黄疏风散寒，加生姜、大枣助其功，同时大枣健脾益肾，加生姜和胃。患者脾胃虚弱加焦三仙，健脾和胃。